庫

レントゲン、CT検査
医療被ばくのリスク

高木学校 編著

筑摩書房

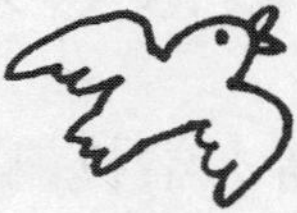

目次

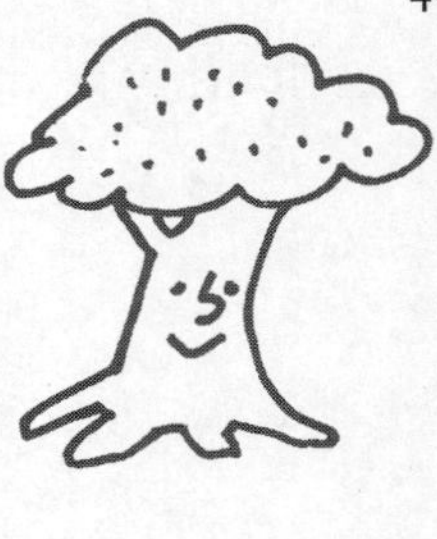

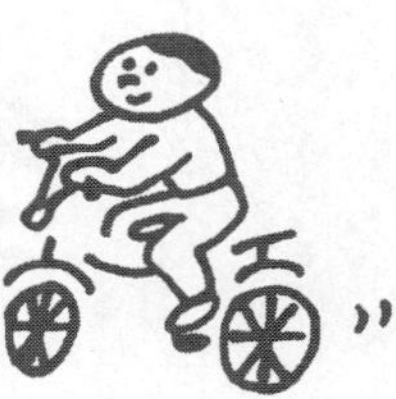

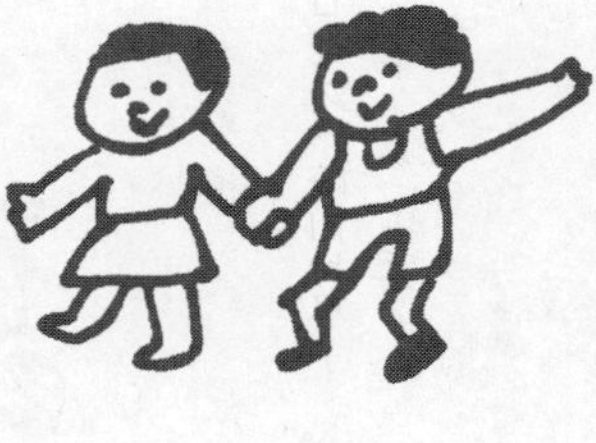

第5章　放射線の生物への影響　166

第6章　無用な被ばくを減らすには？　191

第7章　東京電力福島第一原子力発電所事故をめぐって　222

第8章　放射線あれこれ　258

新コラム記事　くらしの中の放射線

イラスト＝小林煌

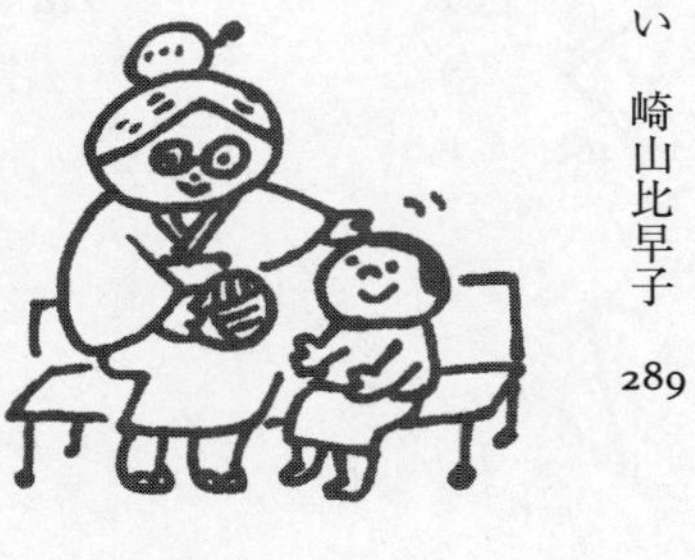

レントゲン、ＣＴ検査
医療被ばくのリスク

A　検査の被ばく線量　参考値

※使用装置や撮影条件によってもっと高い場合もあれば低い場合もあります。検査の内容や必要性とともに、線量をその都度医師や技師に聞いて確かめましょう。

足し合わせた累積線量が問題なので、結果を記録していくのが重要です。(→24「被ばくのリスクは蓄積する」および巻末の「医療被ばく記録手帳」)。

検査部位	検査方法	被ばく線量(実行線量) (単位:mSv　ミリシーベルト)
頭部正面	単純直接撮影	0.12
頭　部	CT	1.8
歯　科	口内法(下顎大臼歯)	0.02*
歯　科	パノラマ	0.01*
胸部正面	単純直接撮影	0.03
胸部正面	単純間接撮影	0.07**
胸　部	CT	7.9
乳　房	マンモグラフィ	0.4***
腹　部	単純直接撮影	0.7***
腹　部	CT	6.8
胃	胃透視(バリウム)	3.1
大　腸	注腸検査(バリウム)	9.2
股関節	単純直接撮影	0.39
全　身	PET	4.4
胸部・腹部など	PET-CT	PET+CTの線量

日本放射線公衆安全学会・編『医療従事者のための医療被ばくハンドブック』文光堂、2008より抜粋

* 岩井一男「講座　歯科X線撮影における防護Q&A」『日本大学歯学部同窓会誌』2001;46(1)

** 岡本英明・他「CT肺癌検診の被曝線量」『日本放射線技術学会雑誌』2001;57(8)

***Mettler F. A. Jr. et al., Effective Doses in Radiology and Diagnostic Nuclear Medicine: A Catalog, Radiology,July 2008;248:254-263.

B　被ばく線量と健康障害

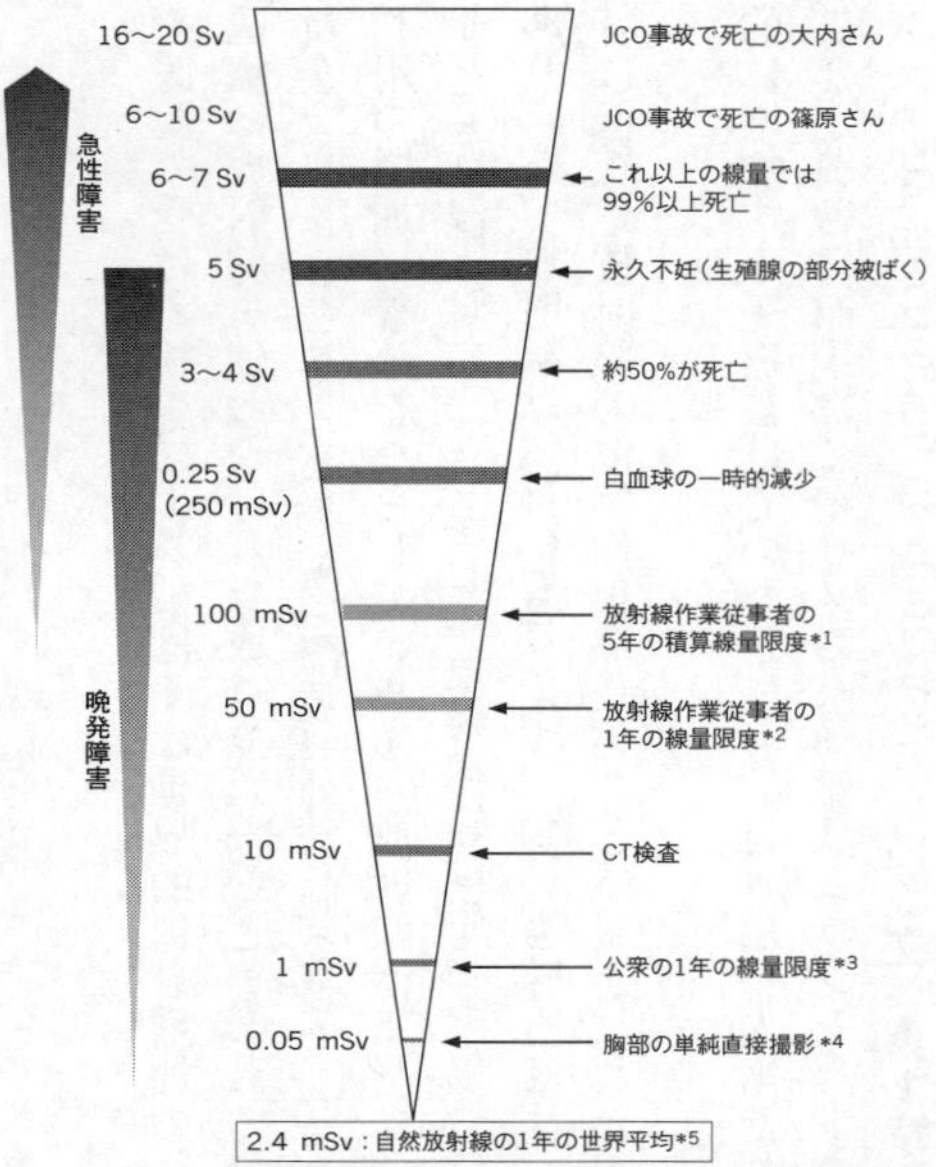

＊1 Sv(シーベルト)＝1,000 mSv(ミリシーベルト)

＊1，2，3…自然放射線、医療被ばくを除く、国際放射線防護委員会（ICRP）勧告の線量限度。
医療には線量限度は決められておらず、医師の判断に任されています。

＊1，2 ……放射線作業従事者の線量限度が一般個人より高い主な理由として、放射線作業従事者の場合はこれ以下にできない経済的事情があり、一般個人の中には妊婦、小児など放射線に感受性の高い人が含まれていること等があります。

＊4，5 ……原子放射線の影響に関する国連科学委員会（UNSCEAR）報告。

＊5…………自然放射線は人為的な被ばくとは別扱いとしました。

はじめに

病院や医院で受ける検査による被ばくは世界的にも増加の一途をたどっています。現在の医療は放射線を使わなければ成り立たないといわれるほどになっており、国連科学委員会（ＵＮＳＣＥＡＲ）や国際放射線防護委員会（ＩＣＲＰ）も医療における放射線利用の増加に警鐘をならしています。放射線は正当に使えば人の健康に恩恵をもたらすことは確かです。しかし、放射線には生物を傷つけるという危険性（リスク）があります。放射線は、目にも見えず、匂いも味もせず、五感で感じられないために、特に低線量放射線の傷害作用は長いこと気づかれなかったという歴史があります。

世界的に増加する医療被ばくのなかでも、日本は一人当たりの検査回数が群を抜いて多いことが二〇〇四年にイギリスの医学雑誌『ランセット』に発表されたＡ・ベリングトン（Amy Berrington de González）らの論文（**第1章注1**）でわかりました。放射線は自然界にも存在し、また原子力施設からも常に環境に排出され、福島原発事故のように広範囲な汚染があればなおのこと、生物はその影響下に生きることを余

儀なくされます。放射線から受ける危険を最小限に抑え、健康を守るにはどうしたらよいかを考えるためには、それの持つ性質や作用のしくみを理解することが必要です。広島・長崎の原爆、核実験、核施設・原子力発電所の事故等で、不幸にして大量の放射線を一度に浴びた人は直後に死亡しました。大量被ばくの場合にはその影響は誰の目にも明らかです。しかし、病院の検査で使われるような低線量の放射線ならばどうなのでしょうか。本書では病院で受ける検査による被ばくに関連して、医療被ばくを押し上げている様々な社会的な問題点を取り上げると同時に、被ばくのリスクをどのように考えたらよいのか判断の基礎になる生物学的な実験結果等各方面から市民が知りたいと思われる問題を一項目ずつの読み切りで解説しました。**難しいと感じるところは飛ばして、関心のある所から読んでいただいても理解できるように**、と書いたつもりです。

五〇年前まで私たちの健康を脅かした結核や感染症は著しく減少し、今や死亡原因の最下位の方に移りました。それに代わって悪性腫瘍、いわゆるがんが一位となっています。男性では一九九〇年代の初めまでは胃がんがトップでしたが、その後気管支、肺がんが増加し、ここ一〇年以上にわたって肺がんはトップの座を占めています。女性では大腸がん、胃がんがほとんど同じくらいで上位一、二位です。

がんは早期発見、早期治療をすれば生存率が上がると信じられ、早期発見に力が注がれています。そのために、近年急速にエックス線を使うCT検査、マンモグラフィ、放射性物質を注射してがんなどを探すPET（ペット）などの検診がすすめられるようになりました。特にCTの使用頻度は急速に増加しています。**CTで使われる線量は他の検査に比較して格段に高く、被ばくによる発がんのリスク（危険性）が心配されています。**

健康診断を受けるために人間ドックに入り検査を受ける人は毎年二八〇万人以上にもなります。「日本人間ドック学会」のホームページでは、消化管エックス線検査について次のように説明しています。「X線は放射線の一種ですが、一回の被曝量（3～4ミリシーベルト）です。日本人一人平均約5ミリシーベルトを受けており、医療従事者や原発従業員などの職業被ばくの年間線量限度は最大50ミリシーベルトです。年一回の検査では人体への悪影響とは考えられません。ただし妊娠中、または妊娠の可能性がある人は、胎児への影響が心配されますので申し出てください」。ここで日本人一人平均約五ミリシーベルトという線量の根拠は何なのかわかりませんが、人体に悪影響はないという科学的根拠はあるのでしょうか？　それは説明されていません。

また人間ドック学会は一九五九年に第一回が開催されていますから始まってから五三年以上になります。検診により発見されたがんや疾病の年度変化は報告されていますが、人間ドックによりどのくらいの死亡率の減少があったのか、その有効性については報告がありません。放射性物質を体内に注射してがんを早期発見しようとする**PETがん検診に関しては、そのガイドラインに有効性が証明されておらず、有効性を証明するための根拠（エビデンス）を集めるために検診を行っていると書かれています。**病気の人が検査を受けるのとは異なり、健康な人が受ける検診の場合は死亡率が減り寿命が延びなければ有効とは言えません。**高額の料金を支払い検診を受けるのに、その検診によって寿命が延びるという証明もなく、かえってがんのリスクを背負い込んでしまうという皮肉な結果に終わる可能性が心配されます。**しかし、医療者の側には、患者の疑問に答えるという姿勢がみられません。

日本の医療被ばくが世界でも抜きんでて多く、それにより年間約一万人ががんになる可能性があるとベリングトンの論文で警告されてからも、厚生労働省には医療被ばくを扱う部署は設置されず、何らの対策もとられないままですでに一〇年近くが経過しました。本書の中でも紹介するように**CT検査によって小児白血病や脳腫瘍が増加するという証拠は示されていません。**にもかかわらず多くの放射線専門家も、人間ドック学会の説明と同様に、検査に使うエックス線は低線量なので心配ないというばかりで、これといって対策をたてる動きはみられません。これは、本書でも紹介する米国、英国で政府や病院が行っている取り組みとは比較すべくもありません。

このような状況を危惧して、高木学校では、二〇〇五年四月に「医療被ばく記録手帳」試作版をつくり、環境問題に関心をよせる若い人が集まる代々木のアースデイ会場で配布してみました。関心は予想以上に高く、医療被ばくを心配している市民が多いことがわかりました。そこで、同年一一月に『市民版　医療被ばく記録手帳』（本書では、巻頭と巻末にその一部を収録。実物は高木学校〔巻末に連絡先あり〕にメールかファックスかホームページで販売）を作成し配布することにしました。この『市民版　医療被ばく記録手帳』を、エックス線検査を受けるときに医師あるいは技師に示し、線量を記入してもらうことによって、医療関係者に被ばく線量とそのリスクに関心を向けてもらい、ひいては医療被ばくを少なくしたいという意図からです。それが『毎日新聞』に取り上げられ（二〇〇五年一一月二八日）、全国各地から『手帳』の注文とともに被ばくを心配する多くの声が寄せられました。手帳の二〇一三年までの発行は二万冊に達しています。

『手帳』の発行から約一年後に医療被ばくのリスクを解説するために『受ける？受けない？エックス線　CT検査——医療被ばくのリスク』（高木学校医療被ばく問題研究グループ、高木学校発行）を発売しましたが、これにもまた多くの方が関心を寄せて下さり、二年後にその間明らかになってきた問題点を補足して本書の前身である『増補新版　受ける？受けない？エックス線　CT検査——医療被ばくのリスク』を七つ森書館から発売しました。増補新版も多くの方々のサポートのおかげで大変好評でしたので、本書を発行する運びとなりました。二〇一一年三月一一日の東京電力福島第一原子力発電所の大震災による放射能汚染が広まる中、事故による被ばくリスクの不安も高まっておりますので、その点大幅に書き加えてあります。

子ども、赤ちゃん、胎児、というように年齢が低くなればなるほど、そして体の中では細胞が盛んに増殖している臓器ほど、放射線の影響を受けやすく、障害が心配されます。本書は、感受性の高い赤ちゃんや子どもを持つおかあさん、若い方々に特に読んでいただきたいと思います。放射線の傷害作用を知って、無用な被ばくをしないように、本書と『医療被ばく記録手帳』を活用して下さい。

本書が無用な被ばくを少しでも減らし、医療従事者が被ばくのリスクに関心を深めるきっかけになれば幸いです。

本書の発行に励ましとお力添えをいただいた筑摩書房の井口かおり氏に感謝申し上げます。

二〇一四年一月　　高木学校　崎山比早子

第1章　医療被ばく、なにが問題？

日本の医療被ばくは世界の中でもとても大きい。あなたの受けているレントゲン、ＣＴははたして必要なのか。

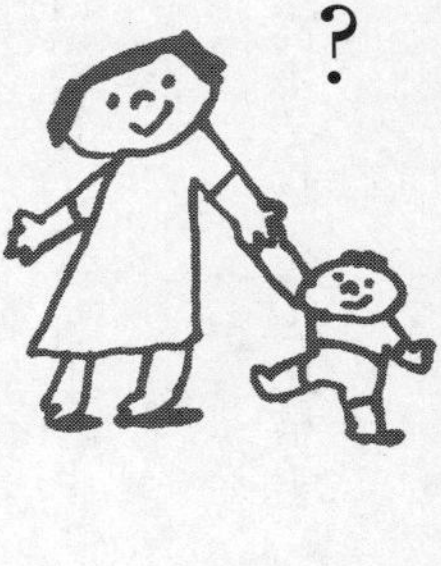

1　今なぜ医療被ばくを問題にするのか

崎山比早子

今日では放射線なしには医療は成り立たないといわれるほど、放射線は医療と密接に結びついています。エックス線検査は、学校の集団健康診断、職場の定期検診、入学や就職時検診でおなじみです。市町村では無料あるいは低料金で成人病検診やがん検診を奨励しています。このほかにも人間ドックと、病気の診断など私たちが放射線検査を受ける機会は多いものです。なかでもＣＴ（コンピュータ断層撮影、Computed Tomography の略）検査は解像力が良いために、これまでわからなかったような小さな腫瘍も見つけることができ、急速に普及しました。また、臓器の立体構造まで正確に捉えることができるのでメスを使わずに身体の細部を正確に調べるための方法としても使われ、検査の機会は増える一方です。

放射線は的確に使えば人の健康に恩恵をもたらします。もし放射線に生物を傷つけるという性質がなければ医療被ばくを心配する必要などありません。しかし、放射線は目に見えず匂わず、味もせず身体を透過しても感じないという性質のために、長い間、人はその傷害作用に気づかなかったという歴史があります（↓5先駆者たちの職業被ばく）。

現在では放射線の生物に与える影響はそのメカニズムも含めかなり明らかになっていますし、低い線量でもその線量に応じた傷害を与えることも知られるようになりました。現に二〇〇六年六月に米国科学アカデミーや国際がん研究機関から、公衆一般の年間限度線量（一ミリシーベルト）の被ばくでも発がんの可能性があることが相次いで発表されました。これは検診などで受ける低線量の放射線でも発がんのリスクがあることを意味します。

次項で述べるA・ベリングトンらの論文（**注1**）で、日本の医療被ばくが世界でも突出して多いことがわかったのは二〇〇四年のことです、その内容が新聞報道され、医療被ばくの多さが一般の人にも知られるようになり、これを心配する声が高まりました。しかし、厚生労働省には医療被ばくを担当する部署もなく、論文発表から一〇年近く経った今も医療被ばくを低減するような対策は何一つたてられていないと言ってもいいでしょう。CTをはじめ医療用放射線機器が世界で最も多い日本において、本格的な医療被ばくのリスク推定は行われていませんし、これから調べようとする研究者も見当たりません。そればかりかこの論文が発表された後、日本の専門家からは国内向けにこの論文に対する批判が盛んに行われました。しかし、国際的な専門誌に証拠を示してこれを反証する論文発表は行われていません。そして放射線専門家からは科学的な証拠を挙げることなしに、相変わらず「危険はない」という見解が出され続けています。

二〇一一年三月一一日の東北地方太平洋沖地震によって引き起こされた東京電力福島第一原子力発電所事故により放出された放射性物質によって福島県をはじめとして広範囲な地域に汚染が拡がりました。県内では避難区域の外にも本来ならば人が住めないほどの汚染が広がっています。その地に住むことを余儀なくされている住民は絶えず放射線被ばくを受けていますが、これも医療被ばくのリスクが無視されているように低線量だから危険はないとして政府は避難させようとはしていません。これまで、サリドマイド、薬害エイズ、アスベスト等々では、その害が明らかになると外国ではいち早く使用禁止になりました。それとは対照的に日本では対応が遅れ、多くの犠牲者を出してから対策をたてるという、人の命を二義的に扱う歴史を持っています。その苦い経験を医療被ばく、原発事故被ばくでまた繰り返そうとするのでしょうか。

2　日本と世界の医療被ばく

――日本の発がん四・四%はエックス線検査が原因

瀬川嘉之

「はじめに」で紹介した、A・ベリングトンらの論文（**注1**）の結果は**図1**のように示すことができます。横軸は、「原子放射線の影響に関する国連科学委員会（UNSCEAR、以下国連科学委員会と略）」の二〇〇〇年報告（**注2**）の、一九九一年から六年に調べられた医療発展国（人口千人に医師一人以上）一五カ国の年間のエックス線検査件数で、単位人口当たりで日本が世界一多くなっています。一方、放射線をあびると、被ばく線量に比例して発がん数が増え、ある線量以下は影響ないというしきい値がないことは原爆被ばく者の追跡調査等からわかっています（↓25「しきい値」）。論文ではそのしきい値なし直線モデルにエックス線検査一回あたりの線量と各国検査件数のデータをあてはめ、性別や被ばくした年齢を加味して発がん数を推計しています。結果は、縦軸に全発がん数に占める割合で示しています。

国連科学委員会には日本のエックス線CT検査のデータが報告されなかったので、他の国の平均値を使って推計していますが、日本が群を抜いて最も多いことは一目瞭然です。それによるとエックス線検査による年間の発がん数は七五八七人になっています。

日本のCT台数は人口当たり他の国の三・七倍であることを加味して計算すると、年間の発がん数は九九〇五人、発がん数に占めるエックス線検査による割合は四・四%にもなり、一番少ないイギリスの七倍になります。**図1**の（CT＋）◉で示したのがその場合です。

A・ベリングトンらの論文は国連科学委員会の二〇〇〇年報告をもとにしています。その後の一九九七から二〇〇七についてまとめた二〇〇八年報告を見てみましょう。

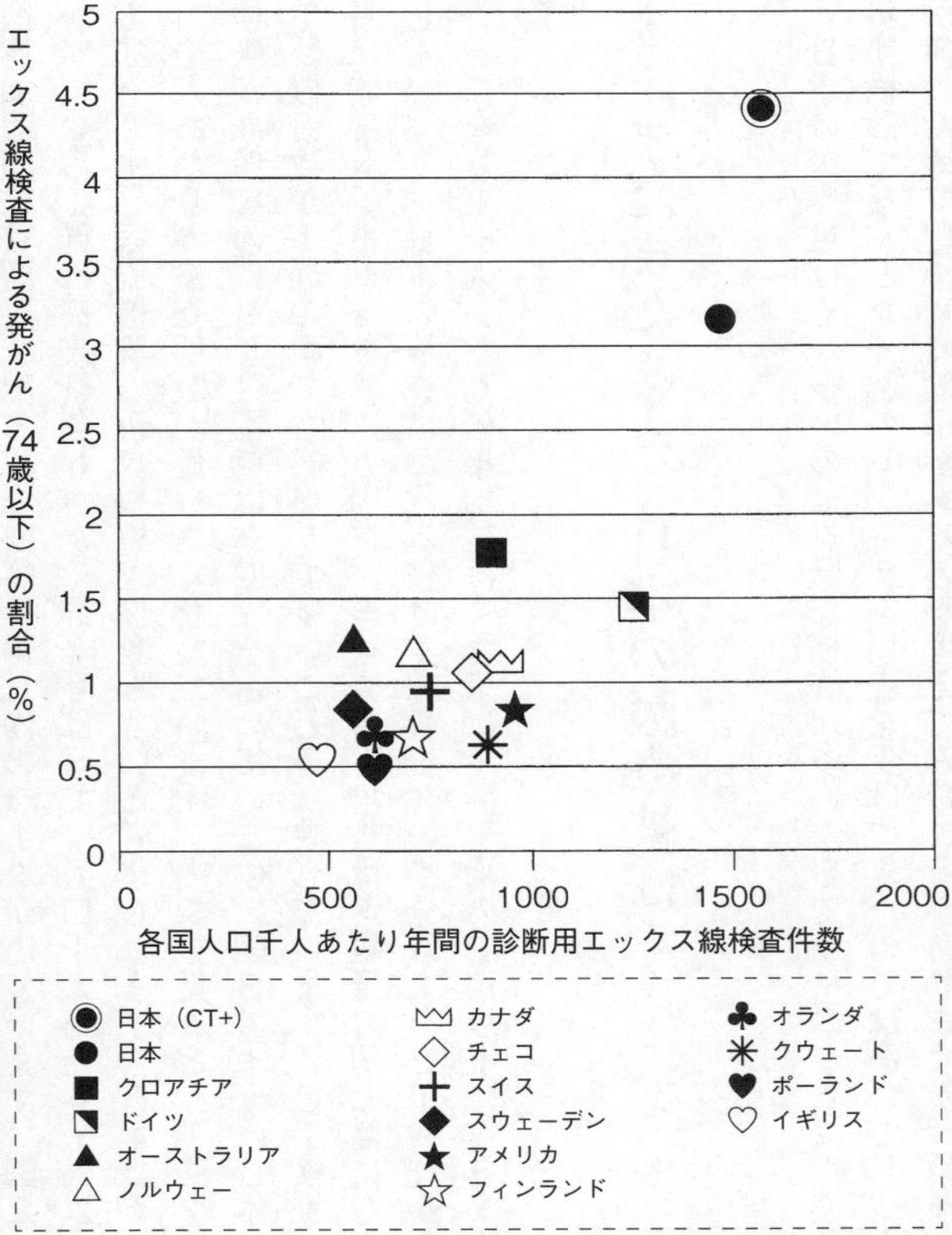

図1．エックス線検査件数とそれによる発がんリスク
（国別）（Berrington, A. らの論文（**注1**）をもとに作成）

国連加盟国に質問票を配布して回答を得た国のデータが出ています。**図2**に報告があがっているI群は健康管理レベルI群と呼ばれて、人口千人あたり一人以上医師がいる国々です。医療機器の台数や検査件数も多いと考えられます。日本はその中でも人口千人あたりの検査件数が最も多くなっています。内訳を見ると、I群平均ではCT検査が九％なのに対し日本では一四％を占めています。**図3**のように日本におけるCT装置台数がI群の中でも突出して多いことを反映しています。CT検査の被ばく線量は胸部レントゲンの約一五〇倍、全検査の平均被ばく線量の約七倍にもなります。したがって、日本の検査における被ばく線量全体の半分以上をCT検査が占めていることになり、一人あたりの平均被ばく線量はI群平均の二倍以上になります。

3　まだまだふえる日本の医療被ばく

瀬川嘉之

日本の医療被ばくが多いのは無駄な検査が多いからです。みなさんも学校や職場の集団検診でなんとなく胸のレントゲン検査を受けてきたのではないでしょうか。それが何のためでどの程度効果があるのか考えてみたことがありますか。結核を見つける

図2　千人あたりの年間放射線検査件数
（『UNSCEAR2008 年報告書』**注3**より作成）

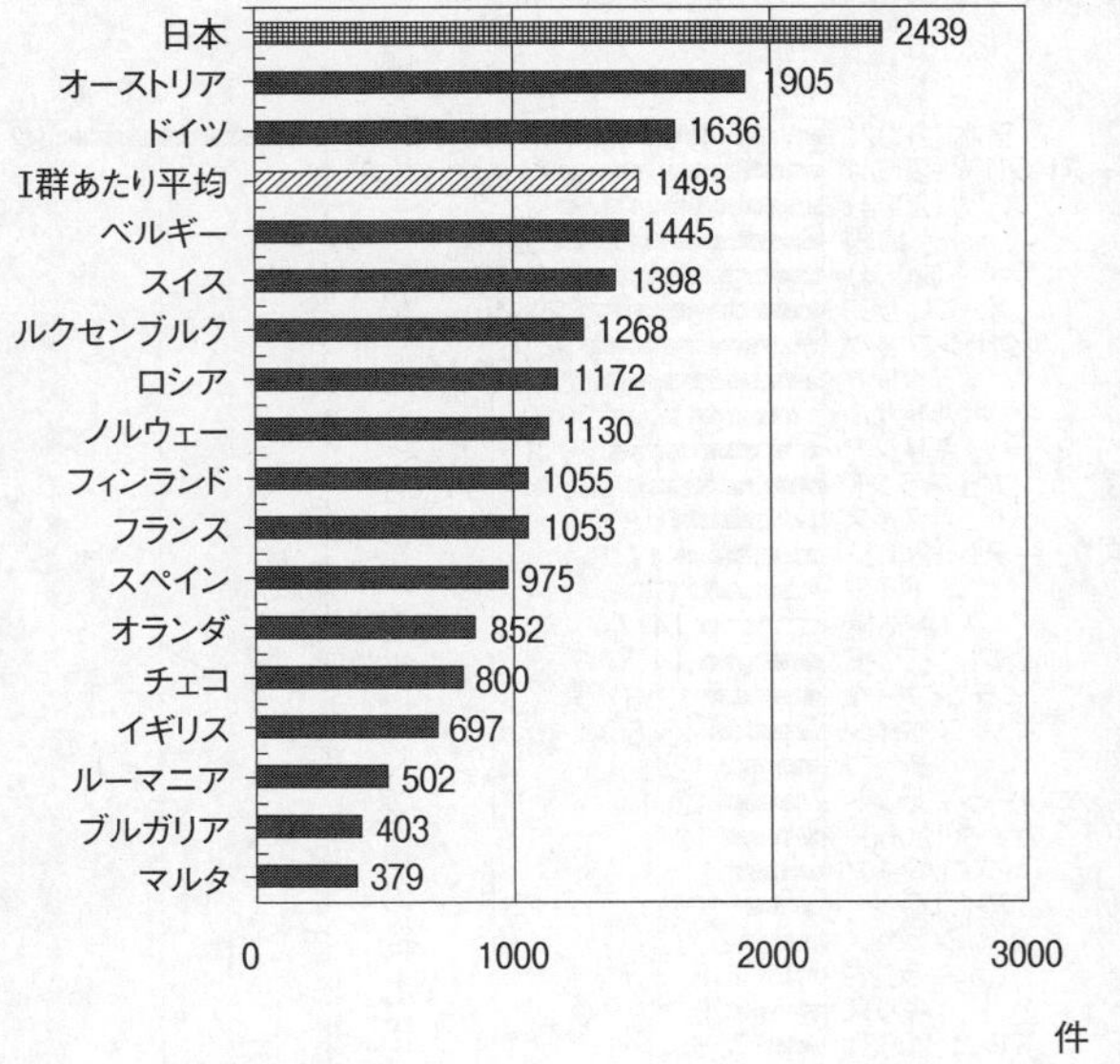

図３　OECD 加盟国における
100 万人あたりの CT 装置台数
(『UNSCEAR2008 年報告書』注３より作成)

出典：OECD Health Data 2007, スウェーデンは Belgian Health Care Knowledge Centre,HTA of Magnetic Resonance Imaging,2006, カナダは National Survey of Selected Medical Imaging Equipment, Canadian Institute for Health Information. カナダ健康情報研究所.

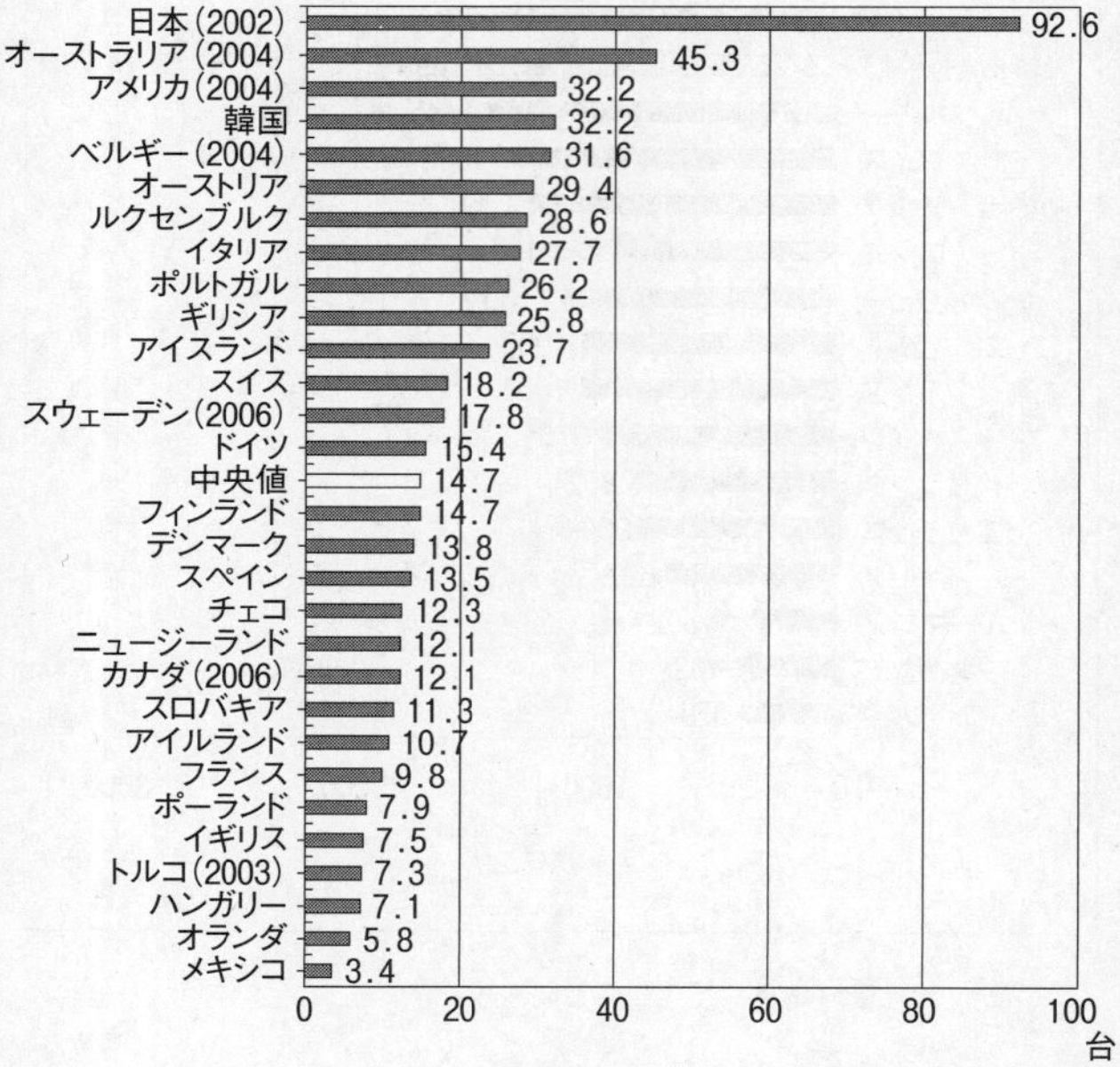

という目的のためだとしたら、症状もないのに受けるのはまったく無意味だと数十年前からいわれているのです（↓第2章【寄稿】健康診断における胸部エックス線撮影について）。最近ようやく、結核予防法や労働安全衛生法で健診での胸部エックス線検査義務廃止の動きが出ています。

ところが今度は、一回の検査でそれより何百倍も被ばく線量の多いエックス線CT検査が急増しています。CT装置が、大きな病院から比較的小さな診療所まであちこちに導入されています。一九九〇年代から二〇〇〇年代にかけての台数は**図4**のように毎年急カーブで増えています。台数が増えれば検査回数も増えます（↓11ふえるCT検査）。「とりあえず」、とか「念のため」とか、「がん検診のため」、「CTを撮っておきましょう」といわれたら要注意です。

図4でマルチスライスCTとしているのは検出器を複数列配置することにより一回転で複数枚の輪切り画像が撮影できる機器です（↓10CT検査には放射線を使います）。一九九八年に四列が出るまでは一回転一枚のシングルスライスCTのみでした。その後、一六列、六四列と検出器の列数が増加し、二〇〇〇年には二五六列、〇七年には三二〇列が出ました。

＊毎年CTの設置、稼働台数を調べて掲載している出版社も〇五年からはマルチスライスしか調べていません。〇七年と一〇年のみシングルスライスも調べていたのを直接聞いてグラ

図４　日本のCTの設置台数・稼動台数の推移
（『月刊新療』（注４）『医療機器・システム白書』（注５）のデータをもとに作成）

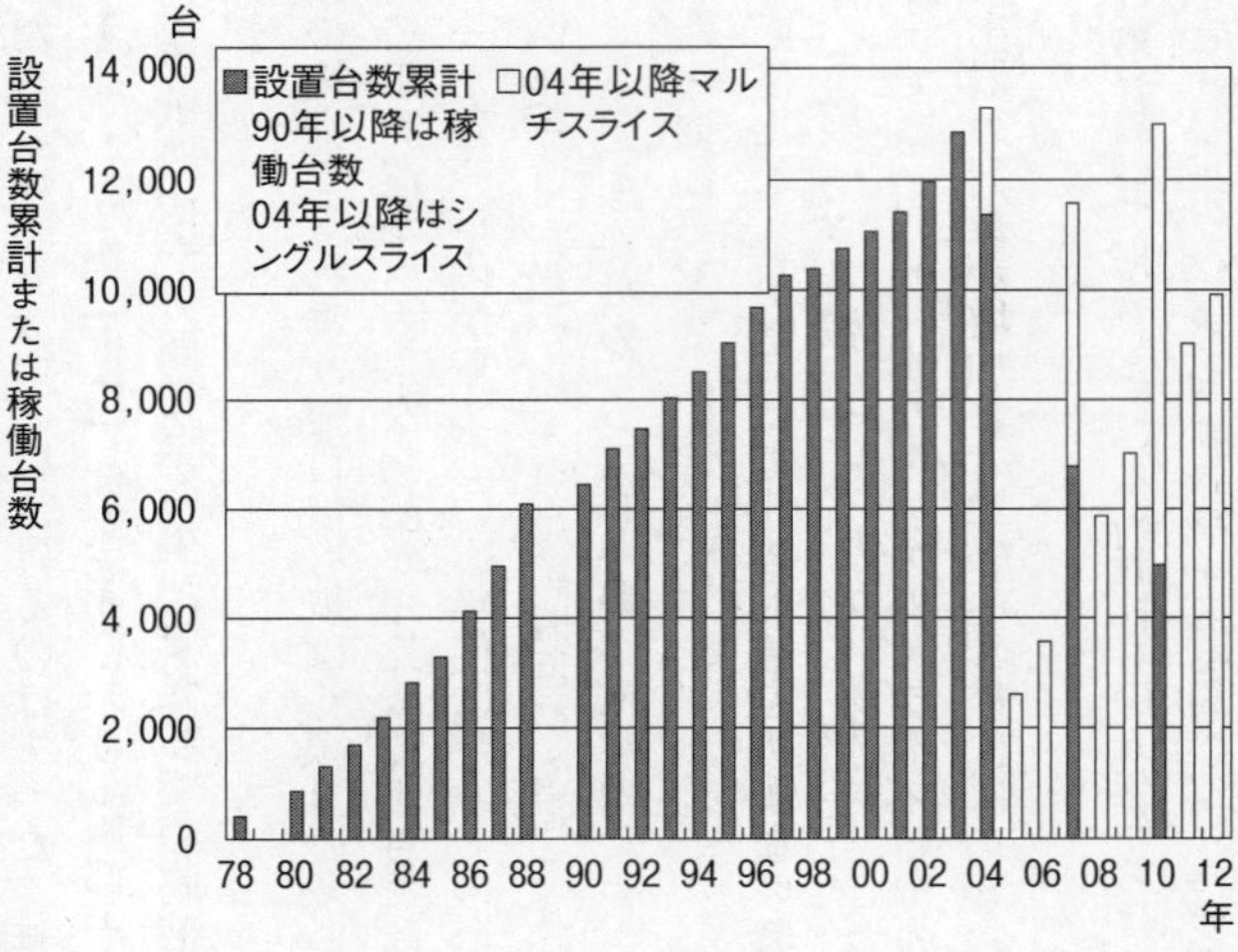

フに入れました。マルチスライスCTが急増してシングルスライスに置き換わっているようです。

4　医療被ばく——限度が決められていない

崎山比早子

職業として放射線を扱う人と公衆一般の被ばくの限度は別々に定められています。職業的に放射線を扱う人は線量計をつけて作業します。彼らの被ばく線量限度は「どの一年間でも五〇ミリシーベルトを超えず、五年間で一〇〇ミリシーベルトを超えない」と決められており、限度を超えた場合には、放射線を扱わない職場に移すことも考慮されます。

公衆一般の被ばくについては、「年間一ミリシーベルト」を超えないという限度が定められており原子力施設などから排出される放射性物質を規制する目安になっています（↓7放射線防護の歴史）。公衆の限度を低くした理由は、公衆の中には妊婦や子どもなど放射線に感受性の高い人が含まれていること、個人ごとの被ばく管理ができないこと、被ばく期間が長いことなどが挙げられています。このように被ばく線量に限度が決められているのは、被ばくにリスクが伴うことが認識されているからです。しかしこの線量限度は福島第一原子力発電所事故以後例外が認められ、**事故現場で働く作業者の線量限度が一時的に年間二五〇ミリシーベルト**まで引き上げられました。また福島県をはじめとして汚染地に住む**住民の被ばく線量限度**は、何ら科学的根拠なしに**年間一ミリシーベルトから二〇ミリシーベルトに引き上げられ**、**大きな社会問題になっています**。

一方、医療被ばく線量については限度がありません。ということはその線量を管理し、責任を持つ機関がないことを意味します。赤ちゃんから老人になるまでに入学時の検診、就職時の検診、職場検診、成人検診など行政で決められた数々の検診のほか、それぞれが病気にかかったときに病院、医院、歯科などでたくさんのエックス線検査を受けます。特にCT検査は線量が高く、一回受けると公衆の年間線量限度を超えてしまい、数回受けると職業被ばくの限度も軽く超えてしまいます。それなのになぜ限度が決められていないのでしょうか?

職業被ばくの場合は被ばくを伴う業務から利益を得る人と、被ばくのリスクを負う人は別の人です。そのため限度を決めておかないと被ばくする人が不当に不利益を被ることになります。これとは異なり、医療被ばくの場合には被ばくにリスクが伴っても、それによって病気を発見できたり、治療方針を決めるのに役立てば、被ばくした本人が利益を得ることになります。そして、もし限度を決めるとそれによって必要な検査を受けられないという不都合が生じる可能性があります。そのため医療被ばくには限度が決められていないのです。だからといって医療被ばくを無制限に受けて良いわけがありません。歯止めは必要です。それは検査の利益とリスクを天秤にかけ、利益がリスクを上回らなければならないとすることです。これを**正当化**といいます。しかし、現実には正当化されていない検査がたくさんあり、その最たるものが結核検診です。エックス線検査による結核患者の発見率は〇・〇〇六九パーセントと低く、ドイツや英国で健康診断を正当化できないと判断する発見率〇・〇四または、〇・〇二パーセントよりも大きく下回っています（**注6**）。エックス線検査よりも感度が高くより正確に診断できる**喀痰培養検査**（喀痰の中に結核菌が排出されているかどうかを調べる検査。喀痰を試験管の中で培養しますから、菌がいれば増えてきますので、検出することができます。欠点として結核菌は増殖が遅いので時間がかかることです）や**遺伝子増幅法**（喀痰の中に結核菌がいれば、当然結核菌のDNAもあります。もし僅かであってもDNAがあれば、それをPCRという方法を使って効率よく増やすことができます。この方法は感度が高くしかも短時間でできるのでこれから増えてゆくでしょう）などの方法があるにもかかわらず、それへの変更はなされていません。また、がん検診についても「検診の有効性を示す証拠」がなく「被ばくのリスクを考慮したら中止した方が良い」という意見も出ているなか、業界の利害が考慮されて廃止されそうにはありません。CTによる肺がん検診も、それによって寿命が延びたという確かな証拠はないままにすでに一部では進められています。法的に被ばくの限度が決められていないとはいっても、被ばくのリスクは蓄積しますから、無駄な被ばくは避けて全体の線量を低く抑えるよう心がけることが大切です。

5 先駆者たちの職業被ばく
――レントゲン線犠牲者の碑

崎山比早子

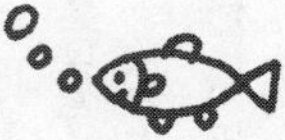

ウィルヘルム・コンラート・レントゲンは一八九五年一一月に実験中、偶然に身体や木、本などを透過する不思議な光線を見つけ、エックス線と名付けました。エックス線は人体内部を透かしてみることができるという特性のために、発見と同時に医療に利用されはじめました。がしかし、その性質や生物に及ぼす影響が全く知られていなかったため、人々は自らが実験モルモットとなってそれを学んでゆくほかなかった

のです。

アメリカでの職業被ばくによるがん死の初めての例は、エジソンの助手ダリーといわれています。彼はエックス線を発生させる真空管を作っていました。その性能を自分の手を使って試していた結果、何回も被ばくを繰り返すことになり、皮膚の火傷、潰瘍から皮膚がんとなり、両腕を切断しましたが、効なく死亡しました。このような例はダリーにとどまりませんでしたが、人々はエックス線が原因であるとは考えませんでした。

医師、看護師、技師なども被ばくから自身を防護するという観念がなく、放射線をあびながら透視をしたり、透視の画面を大勢の医師や看護師が放射線をあびながら取り囲んで見るなど、被ばくの機会が多かった医療従事者の中に、多くの障害が報告されるようになりました。

放射線の傷害作用に気づいた医師が、防護の方法を提案し無駄な被ばくを避けるよう呼びかけました。しかし、大部分の医療関係者はこの警告を無視し、狂信的な医師は「もし一般の人々が放射線の医学利用と障害を結びつけて考えるようになれば、この新しい科学はその発展の最も重要な段階で前進を阻まれる」と反論しました。その結果は悲惨でした。一九三六年にドイツのハンブルクにある聖ゲオルク病院に、一六八人の「レントゲン線犠牲者の顕彰碑」がたてられました。その後の約二〇年間にさらに三六〇名の犠牲者が追加されています。障害の大半は皮膚がんで、白血病、再生不良性貧血、その他の固形がんもありました。

欧米における医療従事者の犠牲がピークとなったのは一九二〇〜三〇年代にかけてで、その後は防護の努力がなされ減少していきます。日本の場合はそれに遅れること二〇年でピークに達しています。欧米で採用された防護措置からいち早く学ぶ努力がなされていれば、犠牲者の数は減らせたと思われます。今日、放射線が診断や治療に多用されるようになり手技も複雑化したこともあって、再び医療従事者の被ばくが問題となっています。

6 医療従事者の被ばくはダントツ

——患者への影響は？

崎山比早子

放射線科の医師も技師も看護師も、胸と襟元にバッジをつけています。これは作業中の被ばく線量を記録するための個人線量計です。それを作る素材によってルクセルバッジ、ガラスバッジなどと呼ばれています。それは毎月回収されて、メーカーで測定され、被ばく線量が本人に通知されます。

放射線を扱う職業に就いている放射線業務従事者は医療、原子力産業、一般工業、研究・教育等の分野にわたっていて、その数は年々増加しています。そのうち医療従事者は二〇〇四年で四〇万人を超えたと推定され、原子力従事者は約六万五〇〇〇人程度と報告されています。原子力産業の場合は線量測定が電子線量計に代わり、その記録は放射線業務従事者中央登録センターで管理されています。作業中に線量計をはずしてしまったり、他人の線量計を使うなどの問題点は指摘されていますが、一応人数と線量を把握する体制はあります。

医療従事者の被ばくは、職業被ばくの全線量の六〇パーセント以上を占めているといわれています。それにもかかわらず、放射線を扱う医療従事者は、その人数も被ばく線量も正確には把握されていません。

放射線を使う検査や治療が多様化し、その手技が高度化、複雑化することによって医療従事者、特に医師や技師が放射線をあびながら作業する機会と時間が増えています。職業人の被ばくの線量限度は、一年に五〇ミリシーベルト、五年間で一〇〇ミリシーベルトを超えないと決められていますが、単年度で五〇ミリシーベルトを超えたり、五年間で一〇〇ミリシーベルトを超える被ばくが一番多く起きているのは医療分野です。放射線の通り道に手を入れながら骨折の修復をしたり、透視をしながら脳や心臓等の血管にカテーテルを入れて検査や治療をするなど、難しい手技の場合には操作に気をとられて自身の被ばくを省みないこともあります。そのために皮膚傷害や白内障などが報告されており、医療従事者の放射線障害が過去の問題ではないことが明らかになっています。

被ばく線量を減らすためにはその線量を記録、管理しなければなりません。医療従事者の場合、職場が変わることが多いため、個人の被ばく前歴が失われるという不都合が生じやすくなります。これを防ぐためには一定の機関で一元的に線量を記録して管理することが必要です。放射線利用の先進国では被ばくの一元管理を国レベルでしている国が多いのですが、日本ではその制度が整っていません（**注7**）。

職業被ばくの線量が最も多い医師においてすら線量管理がなされていない国で、患者が放射線検査に対する不安を医師に相談するのはとても難しくなります。「我々医師は毎日のように被ばくしているけれど大丈夫です。だから患者さんは心配する必要はないでしょう」といわれた経験を持つ方がいると思います。このように医師個人も、医療界も行政も被ばくの危険性を軽視している体制の中で、患者の不安がまともに受け止められることは難しいと思います。

7　放射線防護の歴史

——下がり続けた規制値と公衆への規制

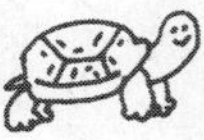

崎山比早子

エックス線被ばくによる犠牲者が出てからも長い間有効な防護策がたてられなかった原因はいくつか考えられますが、放射線が五感に感じられないことは大きな要因の一つです。防護をするためには線量限度を決めなければなりませんが、五感に感じられないため、線量を測る単位もありませんでした。エックス線はフィルムを感光させることから、写真乾板が七分間でかぶらない程度の線量なら安全としたのがはじめての基準で、一九〇二年のことです。この線量は、年当たり三〇から四〇シーベルトに相当します。多くの医療従事者はそれでもこの基準を無視し、被ばくし続けていました。

医療被ばくの犠牲者数がピークとなった一九二〇年代になってはじめて国際的な委員会が開かれて指針が示され、エックス線管の鉛遮蔽、エックス線を扱う部屋の広さ、ラジウム貯蔵庫の壁の厚さなどが定められました。

放射線が生物に与える影響で最初に目に見える症状は、皮膚が火傷のように赤くなることです。人の大腿部に照射して皮膚が赤くなるのを目安に皮膚紅斑線量が定められ、それがしばらく使われていました。国際的な単位として一レントゲンが「一定量の空気中に一定量のイオンを作り出すのに必要な量」と定義されたのは一九二八年で、これでやっと防護基準の共通言語ができたことになります。

エックス線発見から三三年目のことでした。現在の国際放射線防護委員会（ICRP）の前身である国際エックス線・ラジウム防護委員会が、一日の耐容線量を勧告したのは一九三四年で、一日当たり〇・二レントゲン（年間五〇〇ミリシーベルト相当）でした。

放射線の傷害作用が明らかになるにつれて規制値は下がり続け、現在ではその二五分の一になっています。放射線利用が始まった初期には規制の対象者は放射線を職業的に取り扱う人たちで、主に医療従事者や研究者でした。アメリカで原爆製造のためのマンハッタン計画が始まるとそこで働く労働者も対象になりました。続いて原子力発電所の営業が開始されると原発労働者も対象となりました。ICRPが現在の職業被ばくの規制値、「年間五〇ミリシーベルトを超えず、五年間で一〇〇ミリシーベルトを超えない」を勧告したのは一九九〇年です。「この値以下なら安全」という意味での基準ではなく、これ以下には下げられない、原子力産業側の経済的事情や社会的条件から定められたものです。そのため「全ての被ばくは、経済的、社会的要因を考慮して、合理的に達成可能な限り低くすべき」というＡＬＡＲＡ（as low as reasonably achievable）原則を加えることによって妥協しています。核実験による放射性降下物（フォールアウト）が地球全体に降りそそぐ一方、原子力産業も拡大し、一般の人が被ばくする機会は増え続け、公衆の規制値も設ける必要がでてきました。ＩＣＲＰが一九五六年に勧告した公衆の規制値は、年間五ミリシーベルト、一九八五年以降は一ミリシーベルトへ下げられました。

政府は福島第一原発事故で汚染された土地に住み続けなければならなくなった人に対し年間の線量限度を**二〇ミリシーベルト**としています。住民の中には放射線に感受性の高い妊婦も乳児も幼児、児童もいます。その限度がＩＣＲＰが一九五六年に勧告した公衆の規制値である五ミリシーベルトの四倍であり、**放射線作業労働者の規制値と同じ**なのです。歴史に逆行しているのは明らかです。

8 低線量なら心配ない？——小学生時代からの教育

崎山比早子

「低線量の放射線は身体に害を及ぼさない」、「がんなどの原因になるという証拠はない」という記述をよく見かけます。

学校で「総合的学習の時間」あるいは「エネルギー教育」の時間に放射線について教える授業には、日本原子力文化振興財団、NPO法人放射線教育フォーラム、新・エネルギー環境教育情報センター、自治体や電力会社が大きな役割を果たしています（注8）。これらの財団などは文部科学省や経済産業省資源エネルギー庁から委託を受けて、莫大な予算を使い広報活動を行っています。その財源の大部分は電源開発促進対策特別会計で、例えば日本原子力文化振興財団が二〇〇四年に得た受託事業収入は一〇億八〇〇〇万円でした。

活動の内容は、教材作り、学校や自治体への講師の派遣、全国各地で学校の先生を招いて講習会を開くなど、放射線教育活動に力を入れています。その基本的方針は、放射線教育フォーラムから出版されている成果報告書「一段と重要性が増した放射線教育」（**注9**）の序文に端的に書かれています。引用しますと「……現状を放置しておくと人々がわずかな放射線を恐れて、原子力の一般の受容が進まず、エネルギー問題の観点から日本の前途が危なくなる……」（傍点は引用者）というものです。原子力エネルギーの受容促進のためには「少しの放射線を恐がらせないこと」が必要であるという認識の上に立った教育をしているのがよくわかります。

さらに、日本原子力学会や放射線教育フォーラムではワーキンググループや委員会を設けて、教科書に放射線や原子力エネルギーがどのように記述されているかを調査しています。そして不正確な記載や、放射線に危険性があるとか、チェルノブイリ事故のように、原子力エネルギーの受容を進めるのに不都合な記述があると、これを改めるように文部科学省に要望書を提出しています（**注10**）。

そしてこれら文科省からの委託機関は学校向けの副読本を発行し、配布する仕事もしています。福島原発事故から八カ月後、日本原子力文化振興財団は小、中、高校生を対象にした放射線に関する副読本を発行しました。これらの本を作成した目的は生徒が放射線に対する基礎的な知識を身につけ、自ら判断する力をつけてもらうためと書かれています。その目的とは裏腹に、本文中には福島原発事故のことには一切触れられていませんし、放出された放射能の種類、量、汚染範囲などについても書かれていません。放射線は自然界にも存在し人間はそれと共存してきたこと、放射線は社会でどのように利用され役立っているのかが強調されています。更に教師用のマニュアルには一〇〇ミリシーベルト以下の放射線が病気を引き起こすという明らかな証拠がないことを生徒に理解させるように指導しています

国策として原子力が推進され始めてから教育を受けた人は、小学校時代からずっとこのように教えられてきたことになります。検診に、治療に、医療被ばくを受ける機会は増加の一方です。しかし検査時に放射線検査のリスクについて説明を受けることはありません。「被ばくが心配」と訴えても学校で教えられているように「低線量ですから心配ありません」という答えが返ってきます。医療被ばくにリスクがあることを知らなければ、一般の人はむしろ喜んで検査を受けてしまいます。このような現状が医療被ばく大国を支える一因となっているのではないでしょうか。

9　お医者さんもこわさを知らない？

崎山比早子

現代の医学では、放射線は診断から治療のあらゆる分野に広く利用されています。特に診断への用途は多く、書店で医学書の棚を覗いてみると、ずらっと放射線画像診

断の書物が並んでいます。それらの教科書には放射線が生物に与える影響についての説明はほとんどないか、あってもごくわずかです。利用に関する本の数に比較して、医療被ばくのリスクを理解するために必要な放射線の基礎知識を扱う教科書の少なさに驚かされます。

放射線を扱う医療・教育関係者、研究者の多くが所属する日本放射線影響学会では二〇〇四年と〇五年に「医学教育における基礎放射線学の教育」（これは、放射線の性質や生物影響を理解してもらうための教育と考えてよいでしょう）に関するアンケート調査を行いました（**注11**）。対象は医科大学、医学部医学科全八〇大学で、回収率は七二・五％でした。放射線が医療で大きな部分を占めているわりには、大学の中で基礎放射線関連の講座やそれに相当する研究室を持っている大学は、回答を寄せた大学中一〇大学に過ぎません。授業時間は、講座のある一〇大学で平均約四〇時間、ない大学では約七時間（最短一時間から最大二四時間）です。担当教員数も、講座のある大学とない大学では三倍の開きがあり、大部分の大学で教員が不足しています。

放射線教育は物理、化学、分子生物学、環境科学の基礎から臨床医学まで含めた幅広い領域をカバーします。そのため教える側からは「教育に困難さを感じる」、「教員数が不足」、「適当なテキストが欲しい」という回答があることが注目されます。学生には、放射線影響関連講義は魅力に欠け、学習意欲が湧かない不人気な授業の筆頭のようです。

このような教育環境で育った学生も、卒業しいったん医療現場に出れば、日常的にエックス線検査をし、検査をオーダーする立場になります。一般の開業医では、医師の指導の下で資格を持たない看護師にエックス線撮影を担当させるところも多いのが現状です。放射線の単位も人体への影響もよく知らない医療従事者によって放射線診療が行われていることが多いといっても過言ではありません。「この検査は、どの位の線量になりますか」とか「検査をするとどのくらい危険ですか」などと質問しても答えられない医師が多い、というのが患者さんから寄せられた感想です。医学教育の不十分さが、医療被ばくの増大に歯止めをかけられない原因の一つになっています。

【寄稿】 医療被ばくに対する患者側の意識

小児科医　山田真

戦後日本では健康保険制度が充実しているため、患者さんが病院の窓口で支払う金額(医療費の自己負担分)が少なく、その結果として過剰な医療が行われるようになってしまいました。過剰な薬が出され過剰な検査が行われ、それは〝薬漬け〟とか

〝検査漬け〟とか呼ばれたりします。

最近は検査の進歩が著しく、特に画像診断と呼ばれる検査の進歩は目を見張るような状態です。

例えば、ぼくが医者になった頃、肝臓の内側がどうなっているかを見るにはおなかを切り開くしかなかったのですが、最近は超音波検査（エコー）とかＣＴ、ＭＲＩなどといった方法で切り開かなくても見ることができます。こうなると、医者は問診、聴診など五感を使っての基本的な診察を省いていきなり検査をしてしまうようになります。

最近のお医者さんは聴診器を使えない人も多いという話ですし、検査ができない状態で診察をするのは不得意という話も聞きます。

こういう状況になって、「かぜぎみで病院へ行ったが医者は話も聞いてくれず、聴診器も当ててくれなかった」とか「息苦しく病院へ行ったが話も聞かずにいきなり検査をされた」と苦情をいう人もいますが、多くの人はいろいろ検査をしてもらうことで安心するというふうになっているようです。

医者の側が「高価な機械をつかった診療が高度な診療」という言説を振りまき、その結果患者さんの側も「最新の機械を使った検査をしてもらったから安心」と思うようになっています。

放射線診断についても同様で、「レントゲンを撮ってもらえば安心」「レントゲンだけでなくCTまで撮ってもらったから安心」といった風潮が市民の側にできているように思われます。

それは医者や専門家の側が「レントゲンを撮ればなんでもわかる」式の宣伝をし、一方レントゲン撮影、CT撮影による放射線被ばくというマイナス面を情報として伝えてこなかったことによると思います。そういう一面的な説明がされている一例を挙げましょう。

二〇〇六年発行の『身近な放射線の知識』（佐々木康人著、丸善）には次のように書かれています。

「X線検査をうけたり、あるいは放射線をうけたりするとがんになるのでは、と心配する人がいる。はたしてそれはどこまで事実なのであろうか。高い量の放射線に被ばくすると、明らかにその線量に応じて影響が出ると考えられる。しかし、検査や診断で用いられるような低い線量での影響に関しては明らかにされているわけではない。低線量被ばくの影響については、動物実験や疫学データから影響を推定し『線量に比例して発がん及び遺伝的影響のリスクが増加する』と仮定されている。しかしその推定されたリスクは、安全を考慮してかなり過大に評価されたものだ。」

低線量の被ばくの健康への影響についてはっきりしていないといっていながら、リスクは過大に評価されているものだから心配はいらないともいっています。

この著者は次のようにも書いています。

「考えていただきたいことは、X線検査はがん等の病気を診断し、治療するために行われるもので、患者にとっては、たとえあったとしても非常にわずかな発がんリスクの上昇よりも重大な病気の発見によって得られる利益の方がはるかに大きい。つまりリスクよりも便益のほうが上回っていると考えられる。」

科学的な根拠も示さないまま「便益の方が上回っている」と結論づけています。こうした「放射能安全言説」が振りまかれた結果、レントゲン検査を好み希望する市民が沢山作られたというのが日本の実情です。

第1章　注・参考文献

注1　Berrington, A. G., Darby, S. Risk of cancer from diagnostic X-rays: estimates for the UK and 14 other countries, *Lancet*, Vol. 363, 345-351, 2004.
注2　*United Nations, Sources and Effects of Ionizing Radiation, UNSCEAR 2000 Report to the General Assembly, with Scientific Annexes,* Vol. 1: Sources, United Nations, New York.『放射線の線源と影響　原子放射線の影響に関する国連科学委員会の総会に対する2

000年報告書　付属書付』放射線医学総合研究所監訳、実業公報社、二〇〇二年

注3　『原子放射線の影響に関する国連科学委員会UNSCEAR2008年報告書』、放射線医学総合研究所監訳

注4　「X線CT設置台数及び稼動機種別一覧」『月刊新医療』エム・イー振興協会

注5　『医療機器・システム白書』エム・イー振興協会

注6　矢野栄二他『Evidence Based Medicine による健康診断』医学書院、一九九九年。この本は、後に矢野栄二等によって改訂され『EBM健康診断』第二版として二〇〇三年に医学書院から出版された。EBM は Evidence Based Medicine の略で科学的根拠に基づく医学の意。

注7　『放射線作業者の被ばくの一元管理について』日本学術会議基礎医学委員会・総合工学委員会合同放射線・放射能の利用に伴う課題検討分科会、二〇一〇年

注8　原子力教育を考える会ホームページ http://www.nuketext.org/

注9　「一段と重要性が増した放射線教育」『放射線教育フォーラム2003年度成果報告書』NPO法人放射線教育フォーラム

注10　『高等学校、中学校教科書の中の原子力に関する不適切な記述例』日本原子力学会原子力教育・研究特別専門委員会、二〇〇五年

注11　放射線影響学会のホームページ

http://jrrs.kenkyuukai.jp/

参考文献

（1）平尾芳樹「医療用X線CT技術の系統化調査報告」『技術の系統化調査報告書　第12集』国立科学博物館、二〇〇八年

（2）ICRPパブリケーション六〇『国際放射線防護委員会の1990年勧告』日本アイソトープ協会、一九九一年

（3）W・R・ニッスキイ、山崎岐男訳『X線の発見者レントゲンの生涯』考古堂、一九八九年

（4）舘野之男『放射線と人間』岩波新書、一九七七年

（5）キャサリン・コーフィールド、友清裕昭訳『被曝の世紀』朝日新聞社、一九九〇年

（6）中川保雄『放射線被曝の歴史』技術と人間、一九九一年

第2章 放射線検査のリスク

乳がん検査は、マンモグラフィより、害のない超音波検査のほうがよい場合が多い。

CT検査、PET検診は被ばくの量が多い。

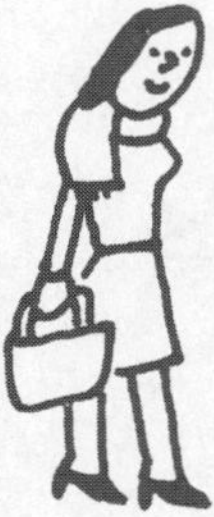

10　ＣＴ検査には放射線を使います

崎山比早子

ＣＴ検査という言葉を聞いたこともないという人は少ないと思います。しかし、この検査には放射線が使われるということは意外と知られていません。インターネット上で行ったアンケート調査では四分の一以上の人が知りませんでした（↓53高木学校・ベビーコム共同アンケート調査）。**図5**はＣＴ検査方法を模式的に示したものです。患者をベッドに寝かせたままで、エックス線を出す線源とそれを感知する検出器が身体の周囲をぐるりと廻りながら、放射線を照射・計測し、それをコンピュータ処理して輪切りの映像にします。最近ではコンピュータ処理によって三次元の立体像にまで再構築することができ、消化管や血管内腔も見られます。一回転で六四スライス、すなわち六四枚、あるいは二五六枚の画像が撮れる機器もあります。全身を検査するのに一秒もかからないものもあり、ジッとしていない子どもにも麻酔をかける必要もなく、しかも鮮明な映像が得られるために、小児の検査にも多く使われます。問題は被ばく線量が高いことです。**胸部の単純撮影に比較すると二〇〇倍から四〇〇倍にもなります。**

米国で子どものＣＴ検査の被ばくによって将来がんが増えることが予想されると発表され、大きな反響を呼んだのは二〇〇一年のことでした（**注１、注２**）。子どもは体が小さく大人の五分の一以下の線量でよいにもかかわらず、線量を調節しないで余計な被ばくをさせていました。その警告が出された後、線量を体重に応じて自動的に調節するなど機器の改良は進んだようですが、検査の数は年々増える一方です（**図６**）。米国の統計では二〇〇七年には年間六二〇〇万件のＣＴ検査が行われ、そのうち四〇〇万件が小児ＣＴ検査です（**注３**）。このＣＴ検査により米国では数万人ががんになると計算されています。一九九六年には日本には米国の二・六倍のＣＴ機器があり、その後も増えていますから検査件数もそれに応じて多いと考えられます。しかし、厚生労働省には小児ＣＴ検査がどのくらい行われているのか、その統計はありません。

11　ふえるＣＴ検査——高い被ばく線量

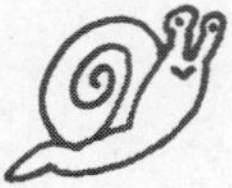

奥村晶子

ＣＴは、単純撮影より鮮明な画像が撮れる、他の検査法に比べて短時間で手軽、患者に検査時の痛みがなく事故も少ないといわれています。しかしＣＴには大きな問題

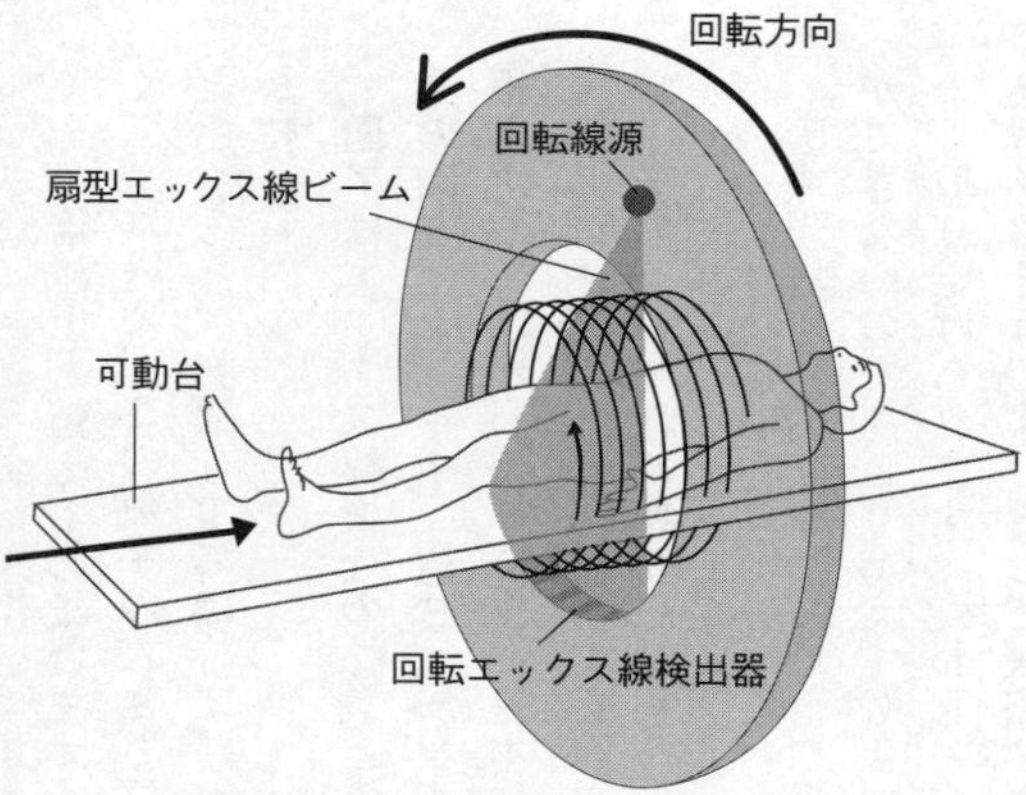

図５　CT 装置の模式図
（Brenner, D. J. et al **注３**を参考に作図）

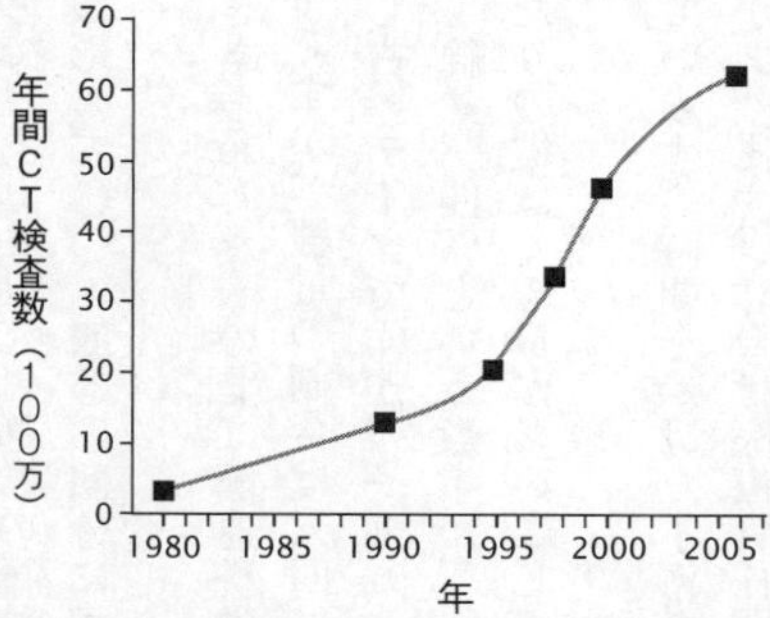

図６　米国における CT 検査数の推移
（Brenner, D. J. et al **注３**より一部改変）

があります。それは被ばく線量の多さです。一回のCT検査で受ける線量は一〇～二〇ミリシーベルトあるいはそれ以上で、公衆の年間の線量限度一ミリシーベルトを軽く一〇倍以上も超えてしまいます（**注4**）。医療被ばくには制限がない（↓4医療被ばく）とはいえ、この数字の大きさは看過できるものではありません。通常の単純撮影と比べると、胸部CTでは特に差が大きく、単純撮影の二〇〇～四〇〇回分に相当します。

図7はエックス線検査の件数とその線量の割合をあらわしたもので、国連科学委員会の調査によります（**注5**）。CTの検査数は五％ですが、線量の割合は三四％にも相当することがわかります。日本においては、少し古いデータですが、一九八九年の丸山らの調査で、CT検査数四・二％に対してCT線量三四％という数字が報告されています。いずれの調査からもCT検査は一回あたりの被ばく線量が多いことがよくわかります（**注6**）。

医療現場が多忙を極めていることはよく知られています。時間をかけた丁寧な診察ができないので「とりあえずCT」といった傾向があります。昨今は医療責任問題がよく取り上げられます。疑わしい症例には医療訴訟に備えて「防衛的CT」を撮ることもあるそうです。そして医療スタッフ自身が低線量放射線のリスクを知らないという現状があります。そのうえ患者からの検査の要望が加わりCT検査はますます多用

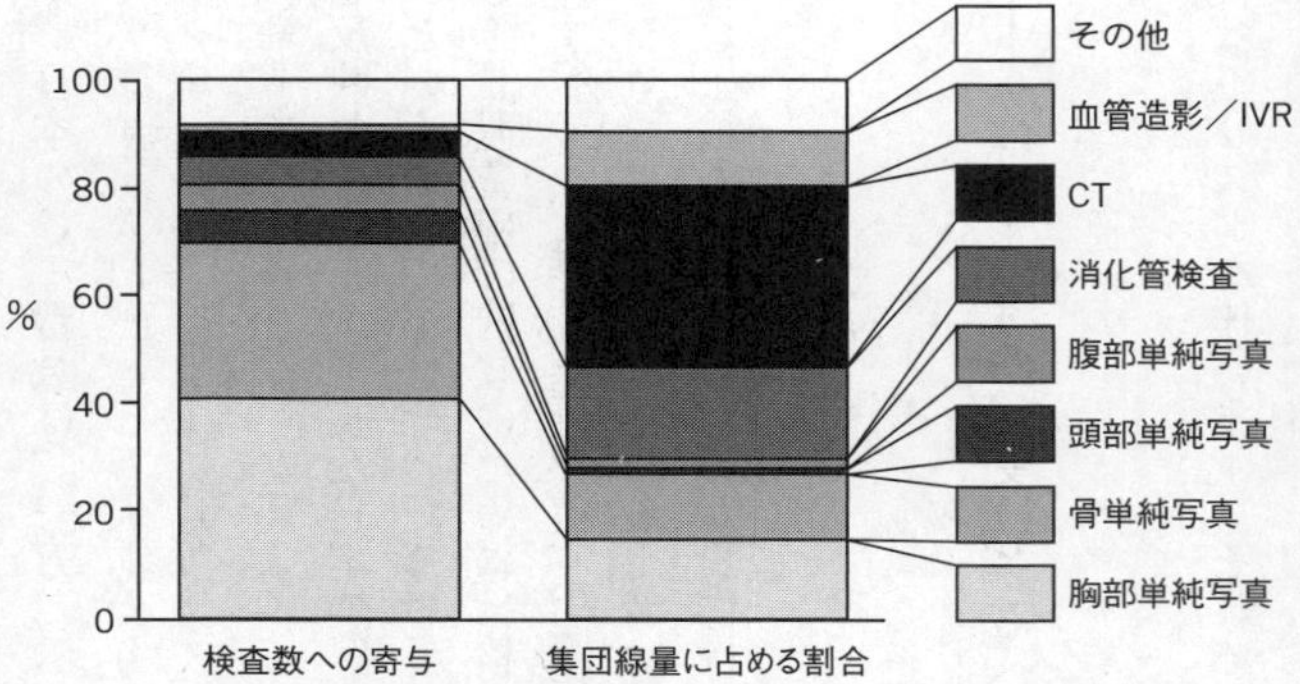

図7　世界全体における医療エックス線検査

（『UNSCEAR2008 年報告書』　**注5**より作成）

されることになります。日本のCT台数は、一万二〇〇〇台を超え、世界中の総数の三分の一以上を占めています。人口一〇〇万人あたりのCT装置は九七・三台。これは韓国の三七・一台、アメリカの三四・三台を大きく引き離してダントツ一位です（※参考文献（1））。最新設備があるかないかによって、患者の信頼や評判が左右されるという日本の現状を反映しています。また日本の医療保険制度ではCT検査単価がアメリカの一〇分の一という安さです。そのため患者は安易に検査を受けがちになりますし、病院経営上CT設置費用の回収のためには検査数を増やす必要に迫られることもあるわけです（**注7**）。そのほかに重複検査の弊害があります。たとえば無秩序に病院遍歴（ドクターショッピング）を重ねる患者は、無用な被ばくを受けることになります。このようにCT検査が多用される背景には、医療制度の複雑な問題があります。

12　CT検診――受けるべきか、受けざるべきか

崎山比早子

CT検診は大きな被ばくリスクを伴います。それでも一般に信じられているように、

検診によってがんの早期発見、早期治療ができ、延命効果があるのであれば、患者の利益になります。CT検診の場合、利益は被ばくのリスクよりも大きいのでしょうか？

米国食品医薬品局（FDA）ホームページでは全身CT検診を「受けるべきか、受けざるべきか？」と問いかけ考察しています（**注8**）。自覚症状がない健康な人がCT検診を受けた場合、予想される結果は、①異常なし、②異常の疑いのため精密検査が必要、のどちらかです。①の場合は見逃しの可能性がある。②の場合は、精密検査のための麻酔、検査に伴う出血、感染、被ばくによる発がん、造影剤に対するアレルギー反応などのリスクを背負うことになる。すべてを考慮すると「自覚症状がない場合、CT検診によって命にかかわる疾病を早期発見し、延命できるという利益は期待できない」が結論です。従って受けない方がよいということになります。日本では肺がんCT検診が強力に推進されていますが、この検診によって肺がんの死亡率が減少したという信頼性の高いデータはあるのでしょうか？

米国がん協会の「がんの早期発見のためのガイドライン」（**注9**）は、二〇〇四年、喫煙者の肺がんCT検診の調査結果を次のようにまとめています。

一、CT検診は確かに第一期の初期腫瘍の発見に役立つ（**注10**）。

二、しかし、発見された腫瘍は必ずしも悪性のがんとは限らない。そのまま他の病因で死亡するまで悪性化しない可能性もある。

三、腫瘍が発見されれば、さらに高コストの危険を伴う検査を受けなければならない。

四、腫瘍があることがわかったことによって心配や不安にさいなまれる。

これらを考慮すると喫煙者であっても、症状がない限りＣＴ検診は推奨しない、まずすべきは禁煙で、まして喫煙歴のないリスクの低い人に対しては受診を勧める根拠がない、としています。肺がんのＣＴ検診を受けたい場合は、まず医師に相談すること、医師は患者に「検診によって寿命が延びたという研究結果は存在しないこと、ＣＴで見つかった腫瘍は本物のがんではない可能性もあり、それにより必要のない外科手術を受けなければならなくなる可能性があることを説明しなければならない」（**注11**、**注12**）と注意を促しています。ここではＣＴ検診での被ばくによる発がんのリスクは考慮に入れられていませんが、考慮に入れればさらにリスクの方が高くなります。

13　マンモグラフィ――エックス線乳がん検診

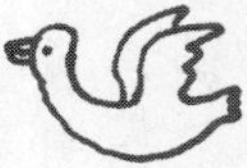

奥村晶子

日本では近年、乳がんと診断される人が増加しており、年間約一万人の女性が乳がんで死亡しています。乳がんにかかる人、死亡する人の年齢は五〇歳代が一番多く、ほかのがんに比べて若い世代に打撃を与えるという特徴があります。働き盛りの死は社会的にも損失が大きいことから、厚生労働省は早期発見を目指した乳がん検診を推進しています。二〇〇〇年より五〇歳以上にマンモグラフィが導入され、二〇〇四年には対象年齢が四〇歳からに引き下げられ、より若い世代にマンモグラフィが使われるようになりました。

乳がん罹患者数は、二〇〇〇年の三万五〇〇〇人に比べ、二〇〇四年には五万人に急増しています。これは検診対象年齢の拡大による影響、つまり今まで気がつかなかったしこりが見つかって数字を押し上げている部分が大きいと考えられます。一方でこの間乳がん死亡者数は、罹患者数の増え方に比べ緩やかではありますが、九〇〇〇人から一万人に増えています。このような背景の中、マンモグラフィによる乳がん検診はほんとうに有効なのか考えてみましょう。

まずマンモグラフィ検診の評価について、米国予防医学特別作業部会（USPSTF）では、「四〇歳代で一五％、五〇歳代で一四％、六〇歳代で三二％の死亡率減少効果を認める」としています。この数字の意味は、検診を受けた集団は受けない集団に比べて、四〇歳代ならば一五％の人が乳がん死を免れるという意味です。これを根拠に日本では、マンモグラフィが取り入れられています。しかしこの数字は乳がん死に限った評価で、あらゆる死因を含めた総死亡について示されていません。総死亡で比べると、検診を受けるか受けないかによる死亡率に差が見られないあるいは逆転することもあると言われています（**注13、注14**）。つまり検診により寿命を延ばすという効果は見られないのです。

このようにがん検診によるデメリットを考えなくてはいけません。デメリットには、偽陽性（がんではないのに、がんかもしれないと疑われること）、偽陰性（がんがあるのに見逃されること）、過剰診断（生涯生命を脅かす恐れのないがんが見つかること）があります。たとえば検診で乳がんの疑いありとされると、精密検査や生検（組織検査）が必要となります。結果的に乳がんでなかったとしても、その間検査を重ねることで心身にダメージを受けてしまいます。また過剰診断の場合には、不必要ながんの検査や治療を余儀なくされ、生涯をがんの再発という不安を抱えて過ごすことになります。四〇歳代では偽陽性率が高く、よりデメリットが大きくなります。どの年代ならマンモグラフィのメリットがデメリットを上回り有効となるのか議論が交わされています（**注15**）。中には五〇歳代でもマンモグラフィは推奨できないという報告もあり、マンモグラフィ検診の在り方に問題を投げかけています。

もうひとつ、マンモグラフィはエックス線による検査ですので、医療被ばくによるデメリットもあります。乳房は放射線をあびることによってがんを誘発しやすい組織のひとつです。つまりマンモグラフィを受けることによって、新たな乳がんが発生するリスクがあります。ところで高木学校の市民向けアンケート調査（↓53高木学校・ベビーコム共同アンケート調査結果より）では、回答された方の三分の一以上が「マンモグラフィに放射線を使うことを知らない」と答えています。マンモグラフィ検診の効果は、ピンクリボン運動をはじめ様々な形で宣伝されていますが、医療被ばくのリスクについては知らされていない現状がうかがえます。

さてこれらの状況を受けて、アメリカでは二〇〇九年一一月、前出の米国予防医学特別作業部会（USPSTF）により乳がん検診ガイドラインが更新され、「四〇歳代のマンモグラフィ定期検診は推奨しない」としました。これに対して日本乳癌検診学会は、「アメリカの改訂は科学的根拠に基づいた適切なものであるが、日本にそのまま適用できない。日本独自のデータを早急に収集して改訂するまでは、現行を継続する」という見解を発表しました。マンモグラフィ検診ありきの姿勢がうかがえますが、国が推奨する対策型検診であるならば検診を受ける人への配慮を最優先に検討するべきです。対策型検診とは、有効性が確立したがん検診について公共政策として行うものので、任意型検診のように個人の受診選択はありません。そのためメリットがデメリットを上回ることが基本条件となっています。にもかかわらず、日本では乳がん検診ガイドラインさえも整わない中（二〇一三年一〇月現在作成中）、検診事業が進められています。検診によるデメリットを十分精査することや体に有害性の少ない超音波検査の検査体制の構築など、真摯に取り組んでほしいと思います。

欧米人に比べ日本人の乳房は乳腺が密で脂肪が少ないので、超音波検査が適しているといわれています。若い人ほど乳腺が発達しているので、マンモグラフィより超音波検査が使われるべきです。そして若い人ほど、放射線被ばくの害を受けやすいことを考慮に入れて、検査の選択肢を広げていくことも大切です。

14 がん検診でがん死亡率は減るか（その1）
——都道府県による違いと変化の相関

瀬川嘉之

日本の医療被ばくを押し上げている集団検診は、近年がん検診の推進という形に様変わりしてきました。がんを早期発見するためにとして、自覚症状のない何千万人もの人々を検査するのががん検診です。異常ありとなると精密検査、確定診断と続いていきます。がん検診を受けて何か見つかった人が受けなければどうなったか、受けずに亡くなった人が受けていればどうなったかは永遠にわかりません。**胸部エックス線撮影による肺がん検診は一回に複数枚の撮影をする場合があります。**バリウムを飲んで透視・撮影をする胃がん検診はその十倍から百倍以上の被ばく線量になります。**マンモグラフィによる乳がん検診は乳房だけを集中的に被ばくさせます。**これらのがん検診を受ければ被ばくするのはまちがいありません。

二〇〇六年「がん対策基本法」施行により厚生労働省が「がん対策推進基本計画」を策定しました。〇七年、一二年の基本計画ではともに、がん検診の年間受診率（**注16**）を五年以内に五〇％にしようという目標を掲げています。同時に「がんの年齢調整死亡率（七五歳未満）の二〇％減少」（**注17**）という目標も掲げています（**注18、注19**）。がん検診の受診率が上がればそのがんによる死亡率が減るかのようです。実際にがん検診でがん死亡率は減るのでしょうか。

肺がん、胃がん、乳がんについて四七都道府県それぞれのがん検診受診率（**注20**）とがん死亡率（**注21**）の変化を**図8〜10**のようにプロットしてみました。一目瞭然でいずれのがんとも相関がないとわかります。

図8　肺がん検診受診率と肺がん死亡率の変化相関

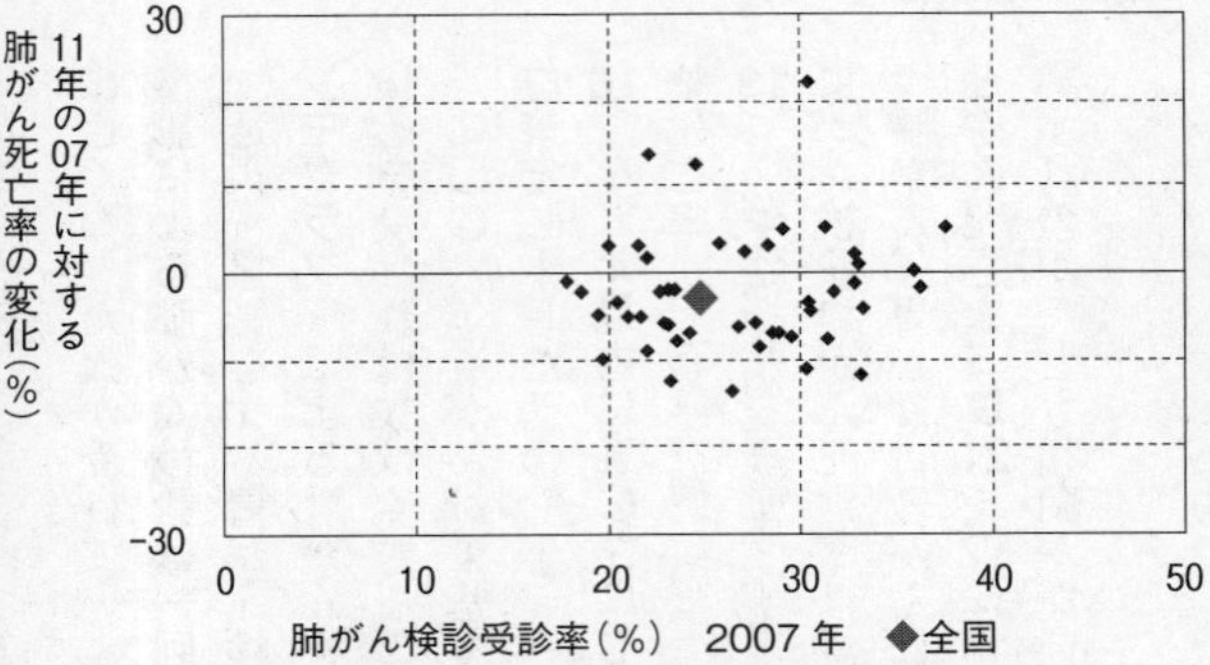

A. 肺がん検診受診率と肺がん死亡率の変化相関
相関係数＝0.097

図9　胃がん検診受診率と胃がん死亡率の変化相関

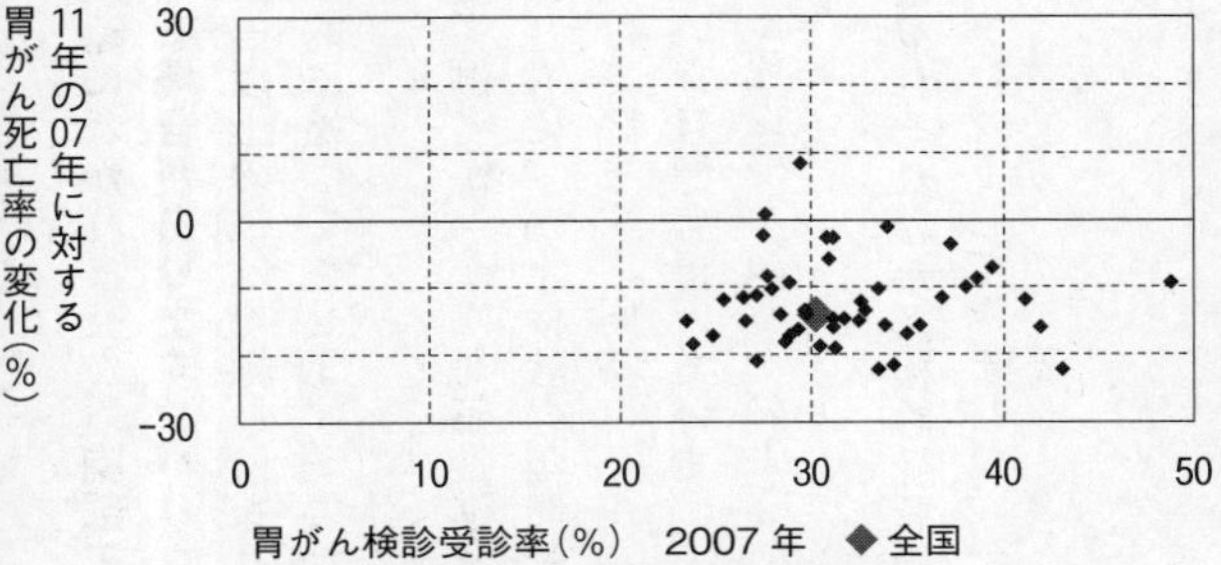

B. 胃がん検診受診率と胃がん死亡率の変化相関
相関係数＝0.003

図10 乳がん検診受診率と乳がん死亡率の変化相関

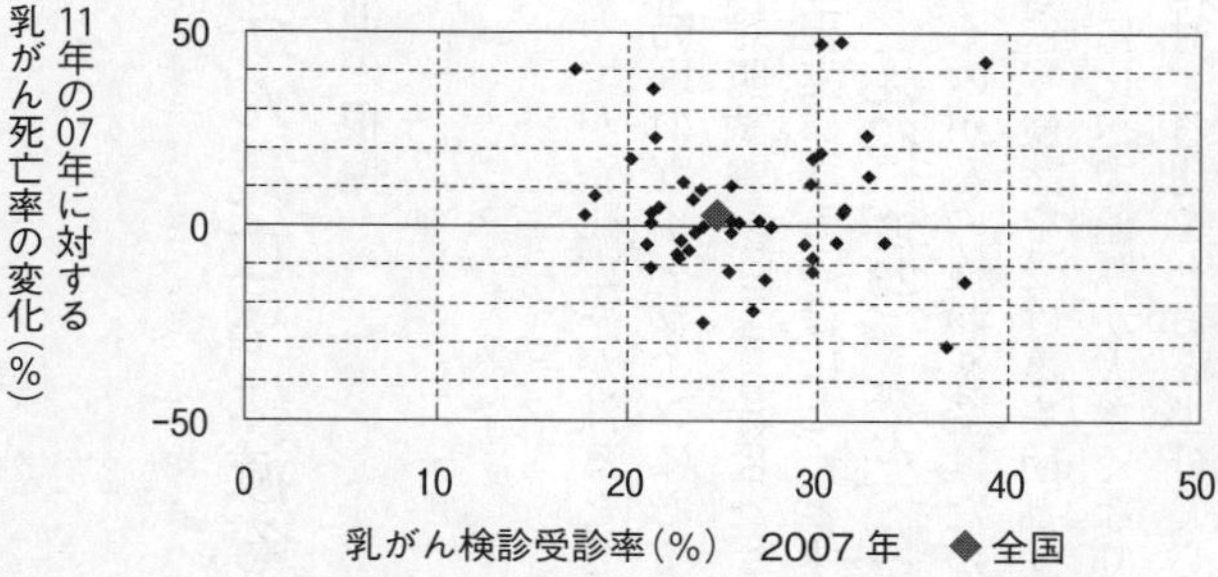

C. 乳がん検診受診率と乳がん死亡率の変化相関
相関係数＝0

15　がん検診でがん死亡率は減るか（その2）
——がん検診推進の根拠

瀬川嘉之

日本ではがん検診によってがん死亡率が減るとしてがん検診を推進しています。その根拠は、厚生労働省研究班のガイドラインにある疫学研究です。疫学研究には症例対照研究と無作為化比較対照試験（Randomized Controlled Trial：ＲＣＴ）があります。ガイドラインに出ていて根拠になるのはほとんどすべて過去にさかのぼって比較する**表1**の症例対照研究です（**注22、注23**）。がんで死亡した症例としなかった対照が一年前かせいぜい数年前にそのがんの検診を受けたか受けなかったか調べているだけです。症例対照研究は一般に、検診を受ける集団と受けない集団をあらかじめ決めた上で何年も追跡するＲＣＴに比べて偏りが大きくなります。

表1では症例の対照に対する比をとると半分くらいに見える場合もあります。しかし、差をとると七％から多くても二〇％程度です。この差は、検診によってがんを早

がん種（地域　発表年）	がんで死亡した症例中でがん検診を受けた割合（%） （症例全体の人数）	がんで死亡していない対照中でがん検診を受けた割合（%） （対照全体の人数）
肺がん（岡山 2001） **（注 24）**	32　（412）	44　（3490）
肺がん（新潟 2001） **（注 25）**	35　（174）	56　（801）
肺がん（各地 1992） **（注 26）**	45　（273）	52　（1269）
肺がん（宮城 2001） **（注 27）**	74　（328）	83　（1886）
胃がん（千葉 1995） **（注 28）**	12　（787）	23　（2361）
胃がん（宮城 1995） **（注 29）**	20　（198）	38　（577）
胃がん（大阪 1986） **（注 30）**	53　（90）	67　（261）

表１　肺がん（※１）および胃がん（※２）検診のガイドラインで有効性の直接的根拠としている症例対照研究

※（１）『有効性評価に基づく肺がん検診ガイドライン』（注22）

※（２）『有効性評価に基づく胃がん検診ガイドライン』（注23）

期発見、早期治療できたからなのか、症例のほうが対照よりも検診を受けない傾向があることを示しているだけなのか。たとえば、がんで死亡した症例はがんと診断される前に何らかの症状があって通院したので検診を受けなかったのかもしれません。対照のほうが健康に関心があったり、健康であることを確かめて安心したいがために検診を受けたりすることもあります。

欧米で症例対照研究は検診を実施する証拠として採用されていません。肺がん検診について一九八六年発表のアメリカ・メイヨークリニックおよびチェコスロバキアでのRCTで肺がん死亡率が減らないという結果が出たので、肺がん検診を行っているのは日本とハンガリーだけです。胃がん検診はRCTをする必要性さえ認めておらず、何十年も行っているのは日本だけです（注22、注23）。欧米で罹患が減ってきた乳がん検診も対象年齢等が見直されています（注31）。

がん検診受診率を五〇％に引き上げても、都道府県の相関で見たようにがん死亡率はまったく変化しないか、他の要因で増えるか減るかだけでしょう。がん検診によって早期発見、早期治療ができた人が何人かいたとしても、全体としては大きな変化はないということです。そのために病気も症状もない人々に対し、一つの集団検診で年間に何千万人も被ばくさせる必要があるでしょうか。被ばく以外にも過剰診断による負担やリスクがあり、労力や費用もかかります。もっと賢明な政策を求めたいものです。

【寄稿】
健康診断における胸部エックス線撮影について

小児科医　山田真

日本では数多くの健康診断が行われていますから健康診断の有効性ということに疑問を持つ人は少ないと思います。健康診断は病気の早期発見のために有意義と信じて疑わない人が多いということです。

しかし実は欧米などでは日本のように健康診断が行われていません。健康診断の意義もあまり認められていないのです。最近ではがんの検診について男性に対する前立腺がんの血液による検査が無意味であるとか、女性に対して行われている乳がんの早期発見のためのマンモグラフィ検査が死亡率を減らすことに役立っていないとかの報告がアメリカなどから入って来ています。

健診全体については、アメリカで一九八八年までにカナダとの共同研究が行われました。その報告書は日本でも『予防医療実践ガイドライン』（米国予防医療研究班、福井次矢他訳、医学書院一九九三年）というタイトルで出版されました。

ここでは日本で今行われている健康診断の項目のほとんどについて検討されていますが、大半の項目が、「健康診断として行うことは無意味」と判定されています。エックス線検査については、結核のスクリーニングの方法としてエックス線検査が挙げられていません。つまり結核を早期発見するための健康診断としてエックス線検査は検討に値しないということです。

ツベルクリン反応の結果、結核の疑いがある人にだけエックス線検査をすることがすすめられています。

一方、日本では健康診断の有効性が専門家によって検討されるということはほとんど（〝全く〟といってよいかもしれません）ありませんでした。専門家の怠慢といわねばなりません。しかし市民の側から健康診断批判がうまれたことはありました。その一つが学校健診での胸部エックス線撮影の廃止です。かつて小、中、高等学校ではそれぞれ一年生の時、全員に胸部エックス線撮影が行われていました。それが小、中学校では廃止されることになり、高校一年生についてだけ残ったのですがその経緯について『結核』（光山正雄編、医療ジャーナル社二〇〇一年）に次のように書かれています。

「一九三五年に古賀がX線間接撮影法を世界に先駆けて開発して以来、胸部間接撮影による集団健診は日本の結核患者発見の代名詞となった。結核予防法でもこれによる健康診断が重視され、その普及にまさに国民的な精力が注がれた。同時におそらくこれは、結核診療におけるX線所見の絶対的優位性を医師の意識に深く植えつけ、それは今日まで影響を保っている。

その後罹患率の低下と一般臨床サービスの向上、またそれまで考えられていた早期発見の原理が疑われるようになって、無差別的に行う検診の利益に対して批判の目が向けられるようになった。このような認識が進んで、また撮影に伴う放射線被ばくに関する批判も加わって、日本では一九九三年以降は一六歳（高校一年生）および一九歳以降の毎年に限定されている」

この記述だけを見ていると、小学一年、中学一年でのエックス線検査が廃止となった経緯がよくわかりませんが、実は廃止を求める市民運動がありました。日本教職員組合養護教員部と市民が手を組み小児科医の黒部信一さんやぼくがそれを理論的に支えるといった運動の成果で小学一年生中学一年生へのエックス線検査は廃止されたのですがどういうわけか高校一年生のエックス線検査だけは続けられてしまったのでした。

日本でエックス線検査が広く行われている理由としては先ほどの文章の中にあるように間接撮影という方法が日本で最初に始められたことにあると思われますが、この間接撮影という方法が実は大いに問題ありでした。間接撮影の歴史については『結核と日本人』(常石敬一著、岩波書店二〇一一年)の中に書かれているので紹介しましょう。

「間接撮影というのは、肺を通過したX線がつくる像を蛍光板上に結ばせ、その像を通常の写真機で撮影するものだ。この方式は、レントゲンが最初にX線を発見したときから考えられていた。しかし、蛍光板上の像を撮影する写真機の性能、とくに十分に明るいレンズが得られなかったため、長年、実用化されていなかった。それが、一九三六年、ブラジルのM・デ・アブレウと日本の古賀良彦が、独立に実用化を達成した。なお、X線を発見したレントゲンは、この放射線に自分の名をつけることを嫌い、不思議な光、X線とよぶことを提案した。

間接X線撮影のメリットは、使うフィルムが小型で経済的であり、一度に多人数の撮影が可能で効率的ということだった。数多くの人を一度に検診するにはうってつけの装置だった。他方、被検診者にとってメリットはほとんどなく、むしろ、直接撮影と比べるとX線被曝線量が一・五〜二倍と大きく、X線像を撮影して得られる像は当然のことながら、わずかだが劣化しているというデメリットがあった」(『結核』の記述と『結核と日本人』の記述では若干のちがいがあります。古賀氏が間接撮影を実用化した年、またM・デ・アブレウ氏も実用化したことの記述などが異なっていますが大きな問題ではないでしょう)。

間接撮影は直接撮影にくらべて被ばく量が多いことは知られていましたが、集団健診での便利さから広く使われたのです（二一世紀に入って蛍光板上の記録にフィルムでなくデジタルデータが使用されるようになり被ばく量は大幅に減っています）。

ところでこの『結核と日本人』という本にはもっと驚くべきことが書かれています。一九六四年という早い時期にWHOの結核専門委員会は「**結核の患者発見の手段としてはX線検診を廃止し、症状がある人の喀痰検査を中心とする**」という勧告を出していたというのです。エックス線検査よりも喀痰検査の方が簡単で効率が良いという理由です。しかし日本の結核専門家たちはこれを「経済的に貧しい国を意識した勧告」と考え、この勧告を無視してエックス線による検診を続けたのでした。

そのためにたくさんの人たちが無益な被ばくを受けたということを銘記しておく必要があります。

16　PET検診ツアー

崎山比早子

旅行会社、航空会社、ホテルと診療機関がタイアップしたPET（陽電子放出断層撮影、Positron Emission Tomography の略）検診ツアーをご存知ですか？　インターネットで検索すると多数ヒットし、旅行ガイドのパンフレットでも宣伝しています。案内にはＰＥＴ検査施設名、宿泊ホテル名、価格などが示され、二〜三日間で費用は一〇万〜二〇万円以上。沖縄、九州、北海道等のリゾートホテル、さらには韓国でリラックスしながら最先端の検診を、という企画です。ＰＥＴ検査ネット（**注32**）のホームページには全国でＰＥＴ検診を行う病院の一覧と、検診ツアーランキングまであります。がんを心配する人に休養も兼ね飛行機のマイレージもためながら検査ができますよと宣伝しています。

ＰＥＴ検査は、陽電子（ポジトロン）を放出するフッ素18（^{18}Fフッ素の同位体）で標識されたデオキシグルコース、フルオロデオキシグルコース（^{18}FＤＧ）、というブドウ糖に似た放射性物質を静脈注射し、その体内分布を調べます。がん細胞は正常の細胞よりも代謝が盛んなので、ブドウ糖をたくさん取り込むという性質を利用します。がんの部位に^{18}FＤＧがたくさん集まれば、そこからは他の部分より多く放射線が出ます。それを身体の外から測るという原理です。放射性物質を体の中に注射するのですから体内に長くとどまっていては危険です。そこで放射性物質が半分になる時間、すなわち半減期の短いものを使います。^{18}Fの半減期は約一一〇分です。ＰＥＴに限らず放射性物質を使って診断を行う場合、半減期の短いものを使うのは、鉄則です。

　ＰＥＴががん検診に使われたのは日本が初めてで一九九四年のことです。その頃は「がん検診の切り札、いかなるがんも発見可能な〝夢の検査〟」などといわれました。しかし、実際検査に使ってみると、次第にその欠点も明らかになってきました。大きながんであってもブドウ糖の取り込みが少ない性質のものは見つかりませんし、逆にがんでなくても炎症や、正常でもブドウ糖を多く消費する脳等の臓器は^{18}ＦＤＧが多く集まります。また、^{18}ＦＤＧが体から排泄される経路に当たる膀胱などの臓器はがんがなくても陽性にでます。「全身を一度に検査」などといっても、ＰＥＴ検査に適していないがんはたくさんあるのです。ＰＥＴ検診を推進している団体である「日本核医学会ＰＥＴ核医学分科会」が作成した「ＦＤＧ－ＰＥＴがん検診ガイドライン（二〇一二年改定）」（**注33**）の「本ガイドライン利用時の注意点」によれば「ＰＥＴは一度に多くの種類のがんを発見でき、一般にがんの早期発見に少なくともある程度は役立つと期待されるが、他方ＰＥＴがほとんど役に立たない種類のがんもある」と注意を促しています。**腎臓、尿管、膀胱、子宮頸部、白血病等はこの検査に適しませんし、肝臓、胆道等のがんの発見率も低いのです。**最もよく見つかるのが甲状腺がんです（**注33**）。甲状腺がんは、福島原発事故以後福島県で事故当時一八歳未満だった子どもが受けているように、超音波検査で効率よく見つけることができます。ＰＥＴ検査に盲点があることを認めて、それを補うために他の検査を組み合わせるのが一般的です。

CT検査を同時に行うのは普通ですが、その他追加料金を出せばMRI、腫瘍マーカー、頸動脈エコー等を組み合わせて検査している施設もあります。

PETはすでにあるがんの診断、転移、再発や抗ガン剤の治療効果などを判定するためには有効である場合もあるでしょう。しかし、何の症状もない健康な人のがん検診にPETが使われるのは有害無益です。しかも日本ではPET機器の普及が先行し、技師、診断医の養成が遅れています。検査の評価が不十分な体制で検査ばかりが先行しています。

17 PET検診——有害で無益な被ばく

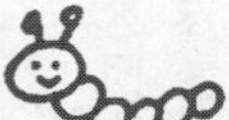

崎山比早子

がん検診が本当に有効であるとするためにはその検診によって死亡率が減少し、生活の質（QOL）が改善し、寿命が延びるという証拠が必要です。PETがん検診は有効だというデータはあるのでしょうか？

「FDG-PETがん検診ガイドライン（二〇〇四）」（**注34**）には「……その有効性に関する科学的データは蓄積されていない。……その有効性を証明することを目指して……本ガイドラインを作成した」とあります。二〇〇七年の改訂版（**注35**）でも「PET検診の有効性に関するエビデンスは不十分」としています。更に二〇一二年のガイドライン（**注33**）では「PETがん検診の有効性、すなわちどのがんがどれくらいの精度で発見され、それによって生存年数やQOLがどれくらい延長するかに関しては、十分なデータがなくエビデンスは不十分である」と述べています。徐々に否定的なトーンが強くなっています。しかも「高額の料金を支払って受診する人がいることも事実である。（中略）PETがん検診を実施するときはその限界をよく説明した上で適切な方法で実施するとともにエビデンスを出すための追跡調査の蓄積に努めなければならない」とあります。はじめのガイドライン策定の時から有効性の証拠がないことを知りながら三年間検診を続け、それでも有効性が証明できないのに更に五年間継続され、**まだ有効性が証明できないのに中止せず**、受診者を追跡調査してエビデンスを蓄積しようというのです。この事実を検診を勧める実施団体が公にガイドラインの中で言っているのです。こんなあからさまな詐欺のような医療行為がまかり通っていて良いのでしょうか？

文献発表のデータを基にその有効性を検討した論文によれば、がんの好発年齢である五〇歳代の人に対してさえも「PET検診では、大部分の患者は何の利益もなく無用な被ばくを受けており、受け入れがたいものである」と結論しています（**注36**）。

PET検査による被ばくは、一般向けには、一回当たり約二・二ミリシーベルトといっていますが、**実際には五ミリシーベルト**にもなります。PETでは腫瘍の位置が分かりにくいのでそれを補うためにCT検査と一緒に行うのが一般的です。**CT検査の被ばく量**は検査をする範囲にもよりますが、**二〇ミリシーベルトを超えることもあ**ります。全体では一回の検査で疫学的にがんのリスクが十分に証明される線量に達します。その上、継続検査を勧められ、がんでもないのにがんの疑いありという結果になれば、精神的な苦悩と、精密検査を受けなければならないという肉体的苦痛がのしかかり、時間的、経済的な負担も増えます。有効性が証明されていない上に、このように多面的な損失とがんのリスクまでも背負い込むというPET検診はバカンス気分で申し込む類のものではありません。

PETがん検診の推進団体が二〇〇九年に行ったアンケート調査（**注37**）によると、PETがん検診を行っている施設は全国で一六八あり、アンケートに回答したのは六六施設（回収率三九・三％）で、二〇〇九年四月から二〇一〇年三月まで一年間の総受診件数は三万五二四四件でした。PET検診を行っている病院の中には大学病院や最先端の医療を行っている病院も含まれています。検診促進団体が出しているガイドラインにも有効性を示すエビデンスがないという検診がなぜ止まらないのでしょうか？

その大きな要因の第一は証拠に基づいた医療が行われていないことです。検診のガイドラインにすらその有効性は証明されていないといっているにもかかわらず、ＰＥＴ検診を行っている病院経営者は、何の根拠もなく検診は有効であり、これを広めてゆかなければならないと主張しています。第二は放射線のリスク無視です。ＰＥＴ検査ネットのホームページの説明には、被ばくは自然放射線程度で心配ないとしています。さらには経済優先指向があります。機器が高額な上、急速に普及したために病院間の競争も激しくなり、受診者が減少して経営難に陥っている病院も出ているそうです。業界誌からは経営のために患者獲得競争が行われている様子がうかがえます（**注38**）。

【寄稿】脳ドックついて

小児科医　山田真

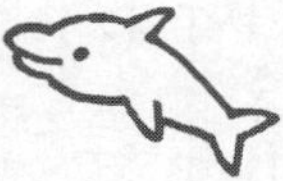

日本では最近、脳ドックが流行しています。

脳ドックというのは脳の異常を発見するための人間ドックと云ってよいでしょう。人間ドックは日本で始められもっぱら日本でだけ行なわれているものですが、脳ドックも日本で始められたものです。脳ドックという言葉は『広辞苑　第六版』にも載っていて「脳や脳血管疾患の早期発見・予防のため、超音波や磁気共鳴映像法（MRI）などを用いて行う脳の検査」と書かれていますが、CTもよく行われています。

脳ドックの意義についてはいろいろな議論があります。脳ドックでは例えば小さな動脈瘤がみつかることがありますが、その動脈瘤を手術すべきかどうか判断が難しい場合がしばしばあるのです。小さな動脈瘤はそのままにしておいても一生破裂しないで終わることもありますし、運が悪ければ破裂することもあります。破裂を予防するためには手術をすることになりますが、この手術によって障害を起すこともあります。

そこで、どのくらいの大きさの動脈瘤の場合、手術をすることのメリットが上回るのかということが問題になるのですが、それがはっきりしないのです。

しかしいったん脳ドックによって動脈瘤がみつかり、それが自分の脳の中に存在することを知ると、いつ破裂するか気になってしようがないという人も多いでしょう。そうすると、ほとんど破裂の可能性のない小さな動脈瘤でも取ってしまおうかということにもなり、それは過剰な医療ということになります。

健康診断というものは一般に、軽微な変化を見つけてそれを治療するという結果を招きやすく、それはたとえれば過剰な服薬ということになったりするのですが、脳ドックの場合も不必要な手術や不必要な抗凝固剤の服薬といったことを招きやすいのです。

また脳ドックの場では無数のＣＴ撮影が行われていますが、これも明らかに過剰な放射線の暴露といえます。放射線を当てることのマイナスについては脳ドックを受ける人に対して説明されていないのが普通で「ちょっと頭が痛い」といったＣＴを撮る必要のない軽い症状に対しても簡単にＣＴが行われているというのが日本の現状です。

脳ドックを受けたいと思っている人も多いようですが、**受ければ余計な心配の種がうまれてしまう可能性がある**ということをよく知っておいてほしいものです。

第２章　注・参考文献

注１　Larkin, Radiation overdose common in CT scans of Children, *The Lancet*, Vol. 357, No. 9252, p. 258, 2001.

注２　Paterson, A. et al. Helical CT of the body: Are settings adjusted for pediatric patients? *AJR*, Vol. 176, 297-299, 2001.

注３　Brenner, D. J. et al. Computed Tomography-An Increasing Source of Radiation exposure, *N. Engl. J. Med.*, Vol. 357, 2277-2284, 2007.

注４　Managing Patient Dose in Computed Tomography, *Annals of the ICRP*, Vol. 30, No. 4, 2000.

注5 *United Nations Scientific Committee on the Effects of Atomic Radiation*（*UNSCEAR*）, United Nations, 2008.

注6 丸山隆司『生活と放射線』放射線医学総合研究所一九九五年

注7 片田和廣「CT検査の現状と問題点——臨床医の立場から」『医療放射線防護NEWS-LETTER』四〇、二〇〇四年

注8 Whole-body CT screening-Should I or Shouldn't I get one?（「全身CT検診　受けるべきか受けざるべきか」）米国食品医薬品局ホームページ　http://www.fda.gov/cdrh/ct/screening.html

注9 Smith, R. A. et al. American Cancer Society guidelines for the early detection of cancer, 2004, *CA Cancer J. Clin.*, Vol. 54, 41-52, 2004.

注10 ここでいう腫瘍は、転移浸潤をしていない良性のものと、他の臓器に転移する悪性のがんを含む。CT検査だけでは良性か悪性かの判断は困難である。確定診断のためには気管支鏡で細胞を採取し、病理学的診断をするが、この病理診断も一〇〇パーセント正しいとはいえない。

注11 Humphrey, L. L. et al. Lung cancer screening with sputum cytologic examination, chest radiography, and computed tomography: An update for the U.S. Preventive Services Task Force, *Ann. Inter. Med.*, Vol. 140, 740-753, 2004.

注12　Reich, J. M. Lung cancer screening, *N. Engl. J. Med.*, Vol. 352, 2714-2720, 2005.

注13　The Canadian National Breast Screening Study-1: breast cancer mortality after 11 to 16 years of follow-up A randomized screening trial of mammography in women age 40 to 49 Years, Anthony B. Miller, MB, FRCP; Teresa To, PhD; Cornelia J. Baines, MD; and Claus Wall, MSc, *Annals of Internal Medicine* Vol. 137, No. 5 (Part 1), 3 September 2002.

注14　The Canadian National Breast Screening Study: update on breast cancer mortality, Anthony B. Miller, Teresa To, Cornelia J. Baines, Claus Wall, *Journal of the National Cancer Institute Monographs*, No. 22, 1997.

注15　Effect of Three Decades of Screening Mammography on Breast-Cancer Incidence Archie Bleyer, M.D., and H. Gilbert Welch, M.D., M.P.H., *The New England Journal of Medicine*, 367;21, November 22, 2012.

注16　がん検診受診率は一年間でがん検診の対象となる人数に占める検診を受けた人数の割合です。対象となる人数について『がん対策推進基本計画の概要』には「健康増進法に基づくがん検診の対象年齢は、年齢制限の上限を設けず、ある一定年齢以上の者を対象としているが、受診率の算定に当たっては、海外諸国との比較等も踏まえ、40歳から69歳（子宮頸がんは20歳から69歳）までを対象とする」とあります（**注19**）。

健康増進法に基づき市町村が行っている検診については「地域保健・健康増進事業報告」

にがん検診受診率の報告があります。しかし、職域検診や人間ドック等個人で受けるがん検診の受診率はわかりません。そこで実際には、二三万世帯抽出アンケートによる国民生活基礎調査から割り出しています（注20）。

注17 ここでのがん死亡率は、七五歳未満の年齢調整した人口一〇万人あたりのがん死亡率です（注21）。がんは高齢化とともに増えるのでその効果にまぎれないよう比較するため、各年のがん死亡率を一九八五年の年齢構成に換算することを年齢調整といいます。

注18 『がん対策推進基本計画　平成19年6月』

注19 『がん対策推進基本計画　平成24年6月』

注20 国立がんセンターがん対策情報センター「がん情報サービス　国民生活基礎調査による都道府県別がん検診受診率データ（二〇〇七年、二〇一〇年）」

注21 国立がんセンターがん対策情報センター「がん情報サービス　人口動態統計による都道府県別がん死亡データ　部位別75歳未満年齢調整死亡率」

注22 厚生労働省がん研究助成金「がん検診の適切な方法とその評価法の確立に関する研究」班『有効性評価に基づく肺がん検診ガイドライン』二〇〇六年九月一一日

注23 厚生労働省がん研究助成金「がん検診の適切な方法とその評価法の確立に関する研究」班『有効性評価に基づく胃がん検診ガイドライン』二〇〇六年三月三一日

注24 Nishii K. et al. A case-control study of lung cancer screening in Okayama Prefecture,

Japan, *Lung Cancer*, 2001;34:325–32.

注25 Tsukada H. et al. An evaluation of screening for lung cancer in Niigata Prefecture, Japan: a population-based case-control study, *Br J Cancer*. 2001;85:1326–31.

注26 Sobue T. et al. A case-control study for evaluating lung-cancer screening in Japan. Japanese Lung-Cancer-Screening Research Group, *Int. J. Cancer*, 1992;50:230–7.

注27 Sagawa M. et al. A case-control study for evaluating the efficacy of mass screening program for lung cancer in Miyagi Prefecture, Japan, *Cancer*, 2001; 92:588–94.

注28 阿部陽介他「Case-control study の手法を用いた胃癌死亡減少に対する胃癌集団検診の効果の疫学的評価　胃集検の効率化の検討」『日本消化器病学会雑誌』九二、一九九五年

注29 Fukao A. et al. The evaluation of screening for gastric cancer in Miyagi Prefecture, Japan. A population-based case-control study, *Int. J. Cancer*, 1995;60(1):45–8.

注30 Oshima A. et al. Evaluation of a mass screening program for stomach cancer with a case control study design, *Int. J. Cancer*, 1986;38:829–33.

注31 Recommendations for Adults. U.S. Preventive Services Task Force. http://www.uspreventiveservicestaskforce.org/adultrec.htm

注32 ＰＥＴ検査ネット　http://www.pet-net.jp/

注33 日本核医学会ＰＥＴ核医学分科会編「ＦＤＧ－ＰＥＴがん検診ガイドライン（二〇一

二改定)」http://www.jcpet.jp/1-4-4A

注34 日本核医学会・臨床PET推進会議編「FDG-PETがん検診ガイドライン(二〇〇四)」http://www.jst.go.jp/keytech/01bunshi/fdg.pdf

注35 日本核医学会・臨床PET推進会議編「FDG-PET がん検診ガイドライン(二〇〇七)」http://pet.jrias.or.jp/handlers/getfile.cfm/48,75,99,32,pdf, http://www.jcpet.jp/1-4-4-1

注36 岩永正子他「PET(PET/CT)癌検診の妥当性と医療用放射線被曝の再評価」『長崎医学会雑誌』八一原爆特集号二六六―二七〇頁、二〇〇六年

注37 二〇〇九年度FDG-PETがん検診アンケート調査の結果報告(概要) http://www.jcpet.jp/1-4-4C

注38 「総特集 PETの新局面と今後の可能性」『新医療』二〇〇七年三月号

参考文献

(1) OECDヘルスデータ二〇一〇、OECD東京センター
(2) 草間朋子『放射線防護マニュアル 安全な放射線診断・治療を求めて』日本医事新報社二〇〇四年
(3) ICRPパブリケーション一六『X線診断における患者の防護』日本アイソトープ協

会編集、仁科記念財団一九七一年
（4）日本放射線技師会医療被ばくガイドライン委員会編『医療被ばくガイドライン―患者さんのための医療被ばく低減目標値―』医療科学社二〇〇二年
（5）米国予防医療研究班報告『予防医療実践ガイドライン』福井次矢他訳医学書院一九九三年

第3章 気をつけたい妊婦と子どもの被ばく

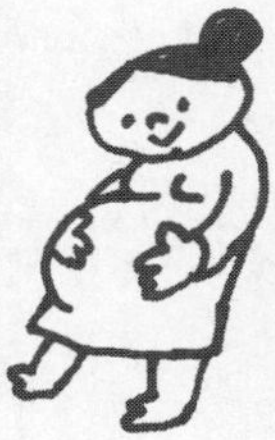

子どもは放射線の影響を受けやすい。
CT、レントゲンよりも他の方法を。

18 妊娠中の被ばく——悩みを抱えないために

崎山比早子

妊娠に気づかずエックス線検査を受けてしまい、中絶すべきかどうか悩んでいるという相談をよく聞きます。このように深刻な悩みを抱えないためにはどうしたら良いのでしょうか？　それを避ける方法はあるのです。

「一〇日規則」というのを聞いたことがありますか？　これは胎児の被ばくをできるだけ避けるために提案されたルールです（**図11**）。「妊娠可能な女性の腹部と骨盤の放射線検査は、妊娠の可能性が一番低い生理開始後一〇日間におこなう」とするものです。一九六九年に国際放射線防護委員会（ＩＣＲＰ）から刊行された勧告『エックス線診断における患者の防護』（**注1**）にこのルールが採用されています。このルール作りに尽力したのは、ショウジョウバエを使ってはじめて放射線の遺伝影響を明らかにしたＨ・Ｊ・マラーと長年ＩＣＲＰや米国原子力委員会の委員を務めたＫ・Ｚ・モーガンです。勧告にはこう書かれています。「妊娠時の患者防護は特に必要である。というのは妊婦のエックス線検査は胎児の全身照射を引き起こすからである。こういう放射線は小児白血病と胎児の奇形の発生に寄与する場合がある」。しかし同委員会の一九八二年勧告では「この規則は不必要に制限しすぎている可能性がある」としてルールを緩める方向を示しました。さらに二〇〇六年の「ＩＣＲＰ新基本勧告」（**注2**）では先天性形態異状誘発のしきい値を一〇〇ミリシーベルトとし、それ以下の被ばくでは中絶の理由にしてはならないとしています。この勧告に「中絶の理由にしてはならない」と書かれたためにあたかも一〇〇ミリシーベルト以下は無害であるかのごとく患者に説明し(**注3**)「一〇日規則」はすでに死語になっていると主張する医師や放射線専門家がいます。中絶の理由として認められるのは明らかな形態異状のある胎児や染色体異常のある胎児です。異常がある、あるいは異常がでる可能性があるからといってその胎児の命を奪うことが許されるのかどうかという問題は倫理的に多くの議論を呼ぶところですが、ここでは触れません。しかし、放射線の胎児に与える影響は形態異状だけではありません。知能の発達や生まれてからの健康への影響も考えなければなりません。その点を含めて一〇〇ミリシーベルト以下は胎児の健康に影響しないのでしょうか?

放射線への感受性は胎児が一番高いことはよく知られています。**図12**からは種々の臓器が形成される三から八週齢は異常を起こす因子の影響を一番受けやすいことが分かります。一〇〇ミリシーベルトという線量は原発などで働く放射線作業従事者の五年間の被ばく線量限度です。この作業には一八歳未満の人が就くことが法的に禁じられています。若者の健康を守るためと将来的に起きるかもしれない遺伝的影響を避けるためです。**図15**に示すように〇歳での被ばくは三五歳での被ばくリスクの一〇倍以上です。胎児は〇歳児と同じ感受性と仮定すると胎内被ばくの場合のリスクは通常の労働者のそれの一〇倍になります。感受性の高い胎児が短時間で大人の男性が五年間であびる放射線量を限度としてそれ以下では異常が発生しないと考える科学的根拠は

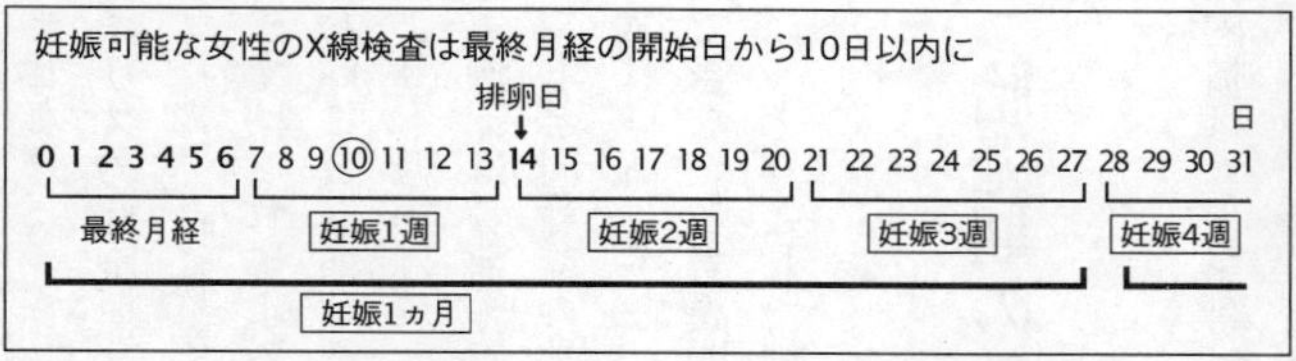
生理が不規則な人でも10日間なら次の排卵日以前になる

図11　なぜ10日？

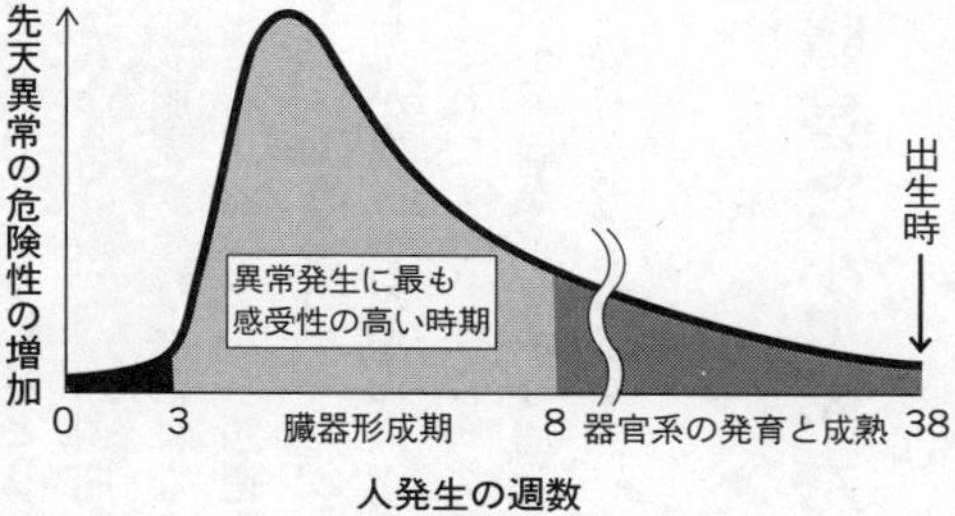

図12　器官発生中の先天異常

（Moor, K. L. 他『人体発生学』＊3より一部改変）

ありません。

イギリスの健康保護庁が出している『妊婦患者の電離放射線診断における防護』(**注4**)には、母体が放射線検査を受けた場合に胎児が受ける線量とリスクを計算しています。これによると妊娠周期によりリスクは異なり妊娠三、四週間まで妊娠に気づかないこともありえます。この時期の被ばくは、胎児が生後がんになる確率はそれ以後よりも低いけれどもゼロということは出来ません。妊娠三から四週間後の被ばくでは、例えば骨盤や腹部のCT検査の場合、胎児は一〇から五〇ミリグレイ(ミリシーベルトと同等)の被ばくを受けそれによって胎児が生後小児がんになる確率は一〇〇〇人に一人から二〇〇人に一人としています。それでもこれによって妊娠中絶は正当化できないとも説明しています。この計算が過小評価かどうかは別として、このようにはっきりとした根拠を持って患者に説明する姿勢が望まれます。

19 胎児期の被ばくによる脳の障害と小児がん

崎山比早子

胎内被ばくの影響は、被ばくの時期や線量によって変わります。出生時の器官に見られる異常の約三分の一は脳にあります（**注5**）。脳などの神経系が、胎児期を通じてずっと分化、発達し、複雑な機能を持つことを考えると環境の影響を受けやすいのは当然かもしれません。放射線が脳に与える障害について大規模な疫学調査の対象とされたのは原爆による胎内被ばく児でした。調べられた一四七三人のうち、六二人が小頭症で、そのうち半分以上が重い精神遅滞を伴っています（**注6**）。線量と小頭症発症率の関係は**図13**に示してあります。その他、妊娠二五週までに被ばくした胎児には学習能力、ＩＱの低下などが見られました（**注7**）。学業成績も線量に比例して低くなります（**図14**）。

一九八六年旧ソビエト連邦で起きたチェルノブイリ原発事故による放射性物質が検出されたことを初めて報道したのはスウェーデンです。この国では全土の放射能汚染を調べ、汚染地図を作っています。その汚染地域別にがんの発生率が調べられ、高汚染地ほどがんの発生率が高くなるという報告があります（**注8**）。最近発表された論文には五六万人の児童を調べ、事故時に妊娠八から二五週齢であった児童にはＩＱ及び学力の低下が見られ、その程度は放射性物質の汚染度と関連するとしています（**注9**）。放射線障害による学習能力の低下は、胎児期に限りません。生後十八カ月以前に頭部の血管腫の放射線治療を受けた子どもについてもＩＱと認知能力の低下が報告されています（**注10**）。

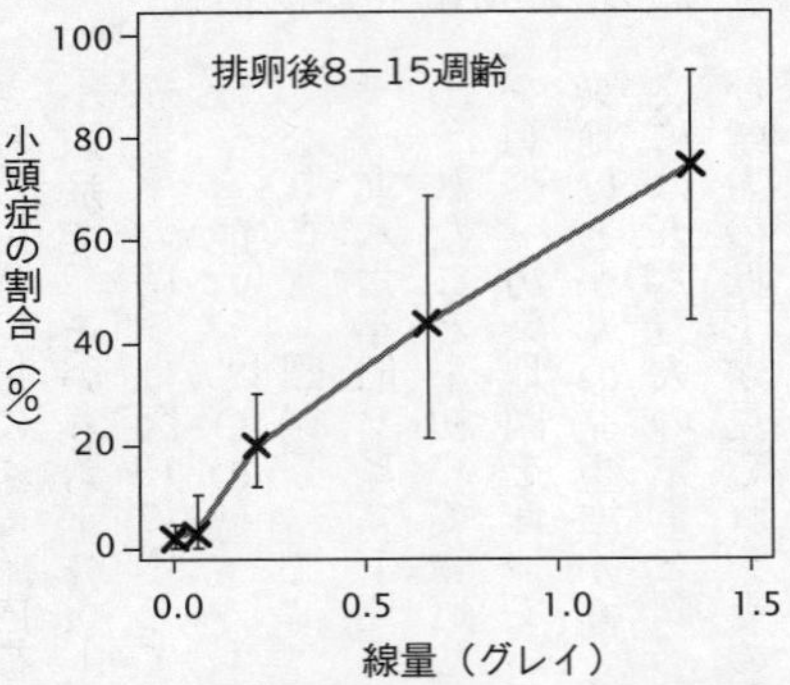

図13　胎児の被ばく線量と小頭症の発症率

（Otake, M. 他　**注６**より一部改変）

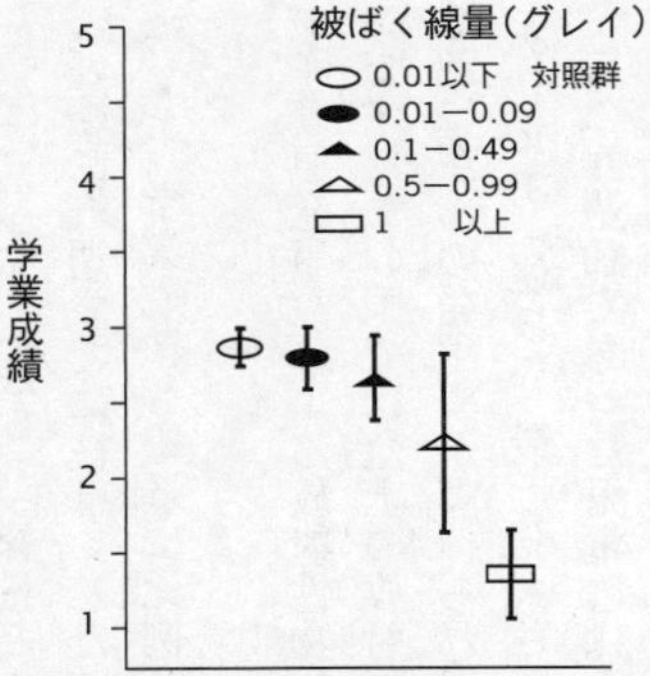

図14　胎児の被ばく線量と学力低下の関係

（Otake, M. 他　**注７**より一部改変）

がんについては、「小児がんオックスフォード調査」、原爆被ばく胎児、国連科学委員会からの報告で一〇から二〇ミリシーベルトという低線量でも白血病、固形がんのリスクが増えるといわれています（**注11**）。これらの報告を合わせて考えると、一回のCT検査が安全・安心とは言いにくく、緊急の場合以外はCT検査は避けた方が良いでしょう。

20　子どものCT検査はなぜ危険か

――CTを使っても誤診率は変わらない？

崎山比早子

子どもに放射線検査を行う場合に考慮すべき点は、次の二点です。

一、子どもは大人に比べ細胞が盛んに分裂しているために放射線の傷害を受けやすい。

二、子どもは、被ばく以降に残る人生も長いために、その間に被ばくによるがんが発症する機会も多い。

例えばおなかのCTを撮った場合に生涯でがん死するリスクを年齢別に示すと**図15**

のようになると計算されています（注12）。〇歳でCT検査を受けると三五歳で受けた場合よりもがん死する危険性は一〇倍以上になりますから、CTはできれば避けたい検査です。

子どものCT検査は頭部打撲、急性の腹痛、頭痛等の場合によく行われています。CTの画像は鮮明なため、診断を間違えないために医師はこの検査に頼る傾向があります。それでは、CT検査が行われるようになってから診断の間違いは減ったのでしょうか？　マサチューセッツ一般病院で急性盲腸炎について調べられたデータによると、CT検査によって誤診が減ったとは言えないそうです（注13）。ワシントン大学病院でも盲腸炎についてCTが少なかった一九八七年からCTが普及した一九九八年までの誤診率を調べました。

誤診のため患者が必要のない盲腸の手術を受けた率はこの一二年間、一五％前後で変化がないと発表しています（注14）。すなわち高い被ばくのリスクを持つCT検査をしても間違える確率は使わない場合と変わらないという結果です。

放射線のリスクを患者に知らせると、「リスクを恐れて必要な検査を受けなくなる」と日本の医療従事者はたびたび新聞などに書いています。しかし、もしCT検査によって誤診率が減らないのであれば、検査は受けても受けなくても同じです。経済的負担がかかる上に被ばくのリスクだけを背負い込むことになります。「CTで病気を的確に診断することの利益が被ばくによるリスクを上回ることは明確である」と断定する放射線専門家は多いですが、日本でそのような調査が行われたとは聞いたことがありません。特に子どもの検査に関してはその調査をして、利益がリスクを上回っているかどうか調べ、確認してから検査をすすめるべきではないでしょうか？

21　小児CT検査による白血病と脳腫瘍の増加

崎山比早子

子どもは転んで頭を打ったり、急激な腹痛を起こしたりして病院に担ぎ込まれることがよくあります。その場合、気軽にCT検査が行われますが、「CT検査は線量が高いと聞きますが大丈夫でしょうか」と医師に質問すると「CT検査でがんが増えたという報告はありませんから心配いりません」といわれ、つい納得してしまう方も多いと思います。放射線専門家が集まる学会などでも同じように答えられています。それでは〝CT検査による発がんを調べたことがあるのですか〟と聞きますとこれまでの答えは〝その様な調査はありません〟でした。それではなぜ〝心配いらない〟のかわからないのですが……。わからないことはないことにされがちです。

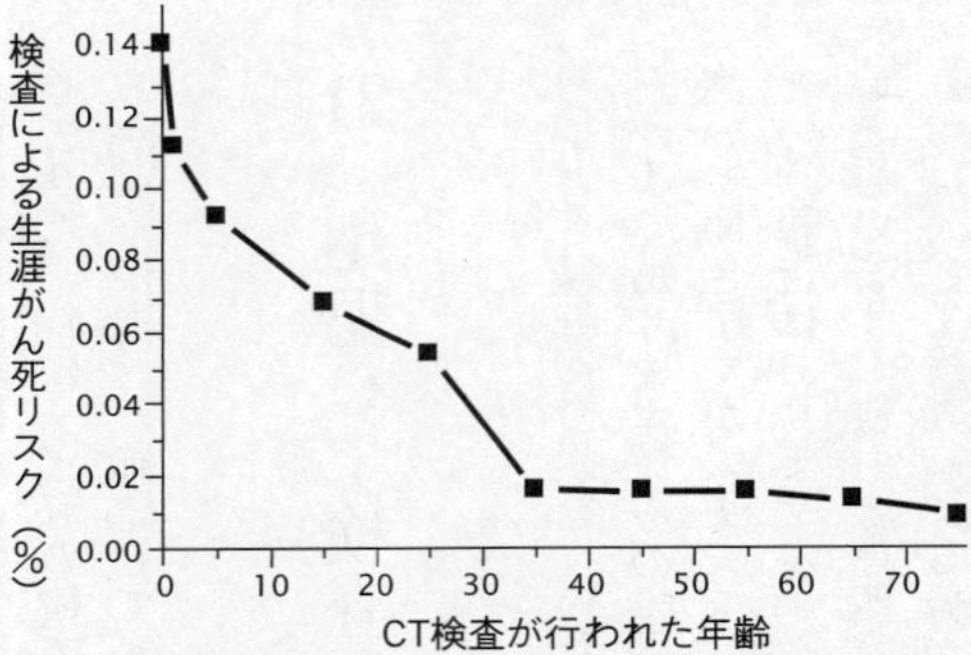

図15　腹部ＣＴ検査による年齢別がん死リスク
（Brenner, D. J. 他　**注12** より一部改変）

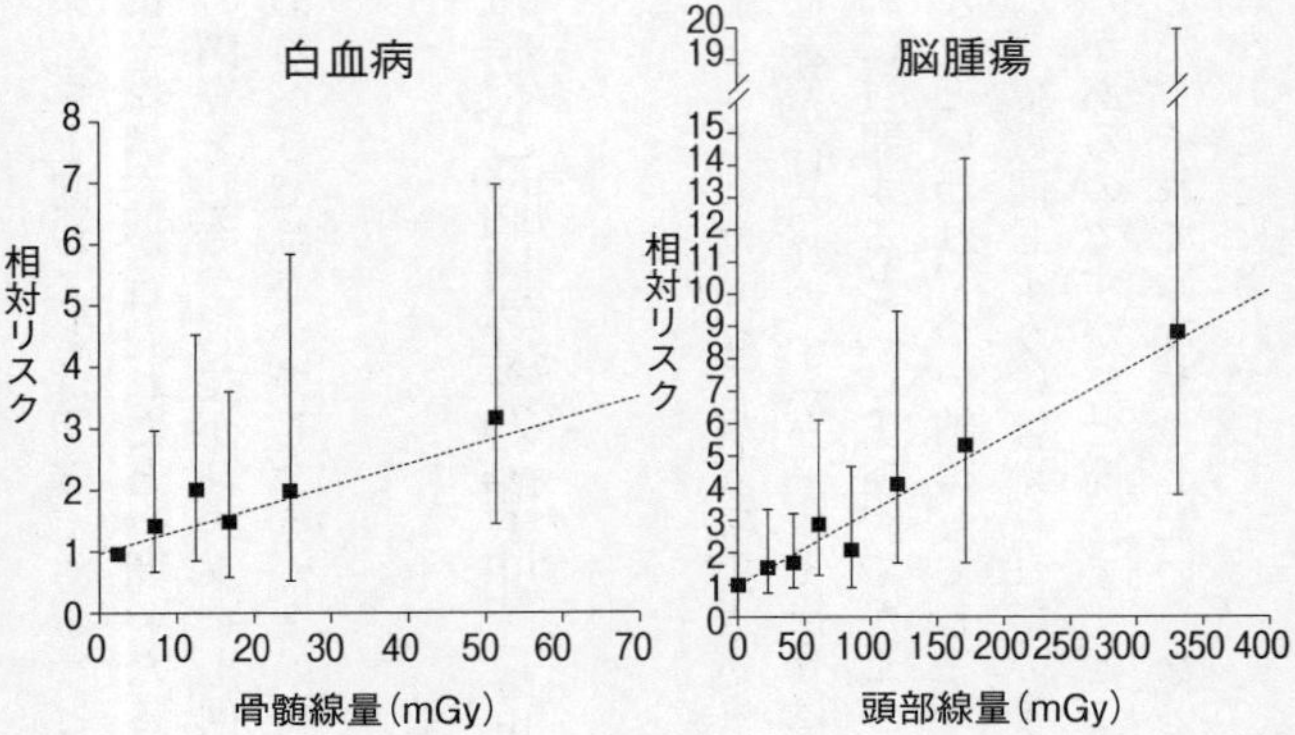

Pearce MS et al. The Lancet June7, 2012

図16　ＣＴ検査による線量依存性白血病と脳腫瘍リスク

子どものＣＴ検査が小児白血病と脳腫瘍を増加させるという論文が二〇一二年に英国から発表されました（**注15**）。対象となっているのは一九八五年から二〇〇二年までの間にＣＴ検査を受けた二〇歳以下の子どもと青年です。白血病、脳腫瘍に対してそれぞれ一七万人以上の患者を、最長で二三年間追跡調査しています。その結果は**図16**に示されていますが、白血病も脳腫瘍も線量に比例して増加していました。白血病の発症率は約五〇ミリグレイ（ミリシーベルトと同等）の被ばくで検査を受けていない人の約三・二倍、脳腫瘍の発症率では約六〇ミリグレイで検査を受けていない人の二・八倍になります。この結果は統計的に有意でもあります。福島原発事故後に学校に配布された放射線に関する副読本には一〇〇ミリシーベルト以下の線量では被ばくと病気との明らかな関係はないと教えていますが、この研究のようにそうではないという信頼できる証拠もあるのです。

【寄稿】子どもへのＣＴ撮影

小児科医　山田真

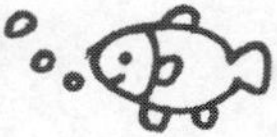

レントゲン撮影が過剰に行われる傾向は、ぼくが医者になった頃、それは一九六〇

年代の終わりごろですが、その頃でも顕著でした。けれど、一度に撮る枚数は多い場合でも三枚程度で被ばく量もたいしたことはありませんでした。しかし、最近になってCTという撮影法が登場すると一から三枚程度のレントゲン写真を撮っていたころとは比較にならないくらい枚数が多く被ばく量も多くなりました。そしてそのCT検査がいとも気軽に行われている現状があります。

特に脳外科でのCT検査が目立ちます。大人の場合頭痛があるだけで脳外科を受診しCTをとってもらったという人によく出会います。頭痛の大半は筋緊張性頭痛、片頭痛といった心配のないもので、**ていねいな問診をすれば〝重大な頭痛〟と〝心配のない頭痛〟の区別はできる**のですが、CTをとるのが一番の早道と思っている人が多く、脳外科の多くも患者さんの希望にこたえて安易にCT、MRIといった検査をするのです。

子どもの場合、頭をぶつけることはしょっちゅうあるのですが、この子どもたちが脳外科を受診すると自動的にCTをとられてしまうといった風潮があります。これは明らかに過剰な医療被ばくですが日本では問題にされることがありません。

しかしアメリカでは「軽い頭部外傷の子どもにCTをとらないですませる方法」が模索されています。これには若干の歴史があり、既に二〇〇七年の時点でアメリカ小児科学会は子どもに対して安易にCTをとることのないよう警告をしていました。

二〇〇七年のアメリカ小児科専門雑誌に「ＣＴによる子どもへの放射線被ばくの危険性」（**注16**）という論文がのりましたが、その論文にはこの年アメリカ小児科学会が表明した勧告が紹介されています。それは次のようなものです。

一、一般的にＣＴなどによる低線量の放射線被ばくとがんの関係について因果関係がはっきりしてはいないが、「この問題を解析した専門委員会は、放射線の増加に伴いリスクも増加する」と示唆している。

二、親が子どもの放射線被ばくを心配するのは当然で、医師などの医療従事者は、親に対して治療に関する疑問点があれば尋ねるよう促すべきである。

三、ＣＴを指示する医師は自分自身の責任で、すべてのＣＴ検査について本当に撮る必要があるかどうかを確認すべきである。

四、「診断に必要な情報量を得るための放射線量は合理的に可能な限り低く抑えるべきである」という原則に基づいて、正確な撮影テクニックにより放射線リスクを最小限に抑えることは、放射線技師の責任である。子どもの放射線被ばく量は、成人が同じ検査を受ける場合よりはるかに低くすべきである。

この時はまだ、ＣＴによる低線量の被ばくとがんの関係ははっきりしていないといっています。しかし被ばくによりがんのリスクは増加するとしてCT撮影はなるべく減らすよう勧告しているのです。そしてこの後、**子どもへのCT撮影が後年白血病や脳腫瘍の発病につながり得る**ことがはっきりしました。

二〇一二年八月、世界で医者に最もよまれているといわれる『ランセット』いう医学雑誌に一本の論文（**注17**）が載りました。これはイギリスのナショナルヘルスサービスセンターで一九八五年から二〇〇二年の間にCT撮影をした二二歳以下の若年者について追跡調査した結果を報告したもので、イギリスだけでなくオランダ、韓国などの病院での資料も追加されています。

この論文の冒頭に次のように書かれています。

「CT撮影は医学的にきわめて有用だが、電離放射線を浴びることで発ガンする危険性もあり、特に成人より放射線に対する感受性の強い子どもたちに危険性が大きい。我々は子どもや若者の集団についてCT撮影後に白血病、脳腫瘍の発生が増えるかどうかを調べた。」

このような目的での調査の結果、子どもの場合、CTの度重なる撮影で積算被ばく量が五〇ミリグレイを超えると白血病にかかる率が三倍に増え、六〇ミリグレイを超えると脳腫瘍にかかる率が三倍にふえることがわかりました。

このような結果を受けるような形で、例えば「カレント　オピニオン　イン　ペディアトリクス」という小児科専門雑誌の二〇一二年版に「軽い頭部外傷の子どもの緊急診断」（注18）という題の論文が載っています。

この論文では「二〇〇二年にアメリカの国立がん機構とＦＤＡ（食品医薬品局）が子どもに対しての不必要なＣＴ撮影は減らすべきと勧告しているにもかかわらず、一九九五年にくらべて二〇〇八年には五倍もの頻度で子供にＣＴ撮影が行われている。一歳以前に一回頭部へのＣＴ撮影をしただけで、一二〇〇人のうちの一人がその先の一生で〝ＣＴ撮影が原因のがん〟になる。不必要なＣＴ撮影を減らすために、どういう場合にＣＴをとるべきか基準を作る必要がある」としてどんな症状の時にＣＴをとるかというチャートを示しています。

このようにアメリカでは診療用エックス線による被ばくを減らそうと努力しているのですが、日本では「ＣＴの医学的な有用性はとても大きく、エックス線被ばくによるマイナスを上回るので、ＣＴのとりすぎなど問題にする必要はない」といって医者たちが特に努力をしていないというのが現状です。

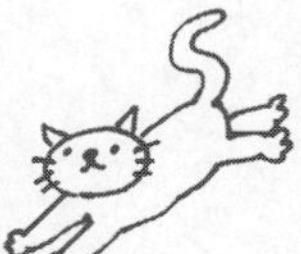

22　先天性股関節脱臼——生殖腺の防護

崎山比早子

先天性股関節脱臼は生まれた時から股関節がはずれている病気です。治療しないで放置すると、年をとるに従い進行性の痛みが出て、歩行困難なります。早期に発見し治療すれば手術をせずにすみ、これを防ぐことができます。先天性といわれるように家族性に出て生まれつき脱臼している場合もありますが、多くは昔日本であった巻きおむつのように赤ちゃんの足を伸ばしたままの姿勢にしておくことによって、後天的にも脱臼します。近年の日本における発生率は〇・一から〇・二パーセントくらいといわれます。

乳児検診（三から四カ月）で小児科や保健所などで調べられ、異常があると小児整形外科ないしは整形外科に紹介され治療されます。この診断は、熟練した医師ならば視診、触診、股関節の開き具合の検査などでほとんど見逃すことはないといわれます。この検査で何も異常がない場合にはエックス線検査はしませんが、近年は、視診、触診を軽視する傾向があり、見逃されるケースもでてきています。

異常の確定診断方法には超音波、ＭＲＩ、エックス線検査があります。超音波を使えば被ばくの心配もなく、この疾患の診断には充分であるという小児整形外科医もいますが、日本ではこの疾患に対する超音波検査はまだそれほど普及しておらず、医師のトレーニングも充分ではないため、エックス線検査を必要とするという医師の方が多いようです。

放射線に対する感受性は年齢が下がるほど、臓器でいえば細胞分裂が盛んな臓器ほど高いことは繰り返し書いてきました。しかも股関節を撮影する時には防護しないと、生殖腺が被ばくします。防護には鉛の板を付けますが、初回の検査の場合には、特に女児において、鉛に隠れて見逃しが出る恐れがあるため、防護はしないという医師が多いようです。治療経過中の検査は、ちゃんとした放射線技師がいるところでは防護が行われます。医師や技師によっては、単純撮影では被ばく線量は低く、将来不妊になる心配はないと説明しますが、放射線には安全であるという量がないことを考えれば、被ばくはできるだけしないのが望ましいでしょう。**超音波検査をもっと普及させてもらいたい**ものです。

現に超音波断層像によって診断と治療経過を追っている病院（**注19**）もあり、治療成績も良好なようですから、患者から医師に対してそのように要求してゆくことで、被ばくを避けることも重要です。

23 歯科で受ける子どもの被ばく

崎山比早子

この項は二〇一〇年一一月二三日付ニューヨークタイムスに掲載された記事（**注20**）からの紹介です。コーンビームCTというのを聞いたことがありますか？　歯科用のCTで三次元（3D）の高画質画像が得られるために近頃盛んに使われるようになり、被ばく量が高いので心配されています。米国で子どもの放射線感受性が高いために小児CT検査が問題になり、必要な検査に限るべきだというキャンペーンが行われた時にも歯科だけは例外でした。日本でも米国でも歯科で放射線検査を受ける頻度は高く、歯科医は放射線に対する理解が足りないと批判されています。特に歯列矯正をする歯科医は**通常の検査よりもずっと多い被ばくをさせるコーンビームCTスキャナー**を取り入れています。これを使うと歯、歯根、下顎や頭蓋骨まで鮮明な三次元3D画像が得られるため、メーカーは歯列矯正医や口腔外科医が通常では見落とすような問題を発見できて安全であると宣伝しています。しかし、これを実証するような独立した研究はほとんどありません。

コーンビームCTが急速に拡がった背景にはメーカーが莫大な資金を投じてこの器機の普及に努めたことがあげられます。例えば歯科医を使って器機の性能の宣伝をする、全米に一五万人も購読者のいる「アメリカ歯科学会誌」にコーンビーム技術を完全に支持するような記事を掲載する、アメリカ歯科学会で実演・教育講演を行い、公開討論では四人のパネリストの内三人までがメーカーの関係者とメーカーからお金をもらっている人だという極端な人選をする等です。

コーンビームCTはインプラント、埋伏歯や他の重症な複雑病変を扱うのには有用です。しかし、これを全ての患者のスクリーニングに使っている歯列矯正医もいて歯科放射線専門医の多くはその分別のない使用に警告を発しています。ガイドラインも規制もほとんどない状態で歯列矯正医や専門家が十分には理解していない新しいテクノロジーを使って患者、特に若い患者にリスクを負わせていると批判しています。

コーンビームCTの被ばく線量は空港の全身スキャンによる被ばくと同じだといっていますがコロンビア大学の Brenner 博士は、「コーンビームCTの被ばく線量は空港のそれの数百倍にのぼる。たとえ一回の撮影ではリスクは小さいとしても検査を受けると利益がある場合に限るべきである。患者が年少者であればそのリスクが成人の五から一〇倍になる。また子供はコーンビームスキャンを一回受けると一万人に一人ががんになる計算になる。歯科矯正の場合には治療の期間中複数回検査を受けるのは希ではないし、その後の人生でエックス線検査を受けることもある。これら全ての線量は蓄積する。線量が二倍になればリスクも二倍になる」と述べています。単に数本の歯を少し動かすのに三次元画像が本当に必要かどうかが問われています。

【寄稿】小児科医の立場から

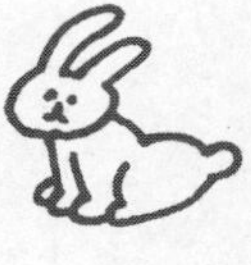

小児科医　山田真

もう二〇年以上前のことになりますが、ぼくの友人が小児科医院を開業した時、エックス線装置を設置しませんでした。「エックス線装置なしだと診断に困らないか」と聞いたぼくに彼は「子どもの日常診療ではエックス線検査はしないですむ。**エックス線撮影をしたいのは肺炎の可能性がある子どもの場合くらいだけど、肺炎の診断はていねいな問診や聴診でできる。**どうしてもエックス線所見を必要とする時は近所の病院に依頼すればいいのだし」といっていました。

その後数年してぼくの連れ合いが診療所を始めましたが、その時、エックス線装置を置きませんでした。この診療所は今は閉院していますが、開院中ぼくはずっと診療を手伝っていました。そしてエックス線装置がないことで不便を感じたことは全くなかったのです。エックス線装置がないからそれだけ聴診を丁寧に行いました。そしてそのことが自分の医療全体に確実にプラスになっていると感じていました。

ぼくのような小児科開業医がエックス線撮影をしたいと思うのは、先ほど紹介したぼくの友人が語ったように肺炎の疑いがある子どもを診察した時くらいです。肺炎という診断はエックス線写真を撮らない限りできないからです。

高い熱が四日以上続いて咳もひどくなってきたし食欲が落ちて元気がないというような場合、ていねいに聴診をすると肺でラッセル音と呼ばれる肺炎特有の音が聞こえます。こんな時は間違いなく肺炎です。ラッセル音が聞こえなくても全体の子どもの様子で肺炎らしいと診断することがあります。

しかし、医学的にみると肺炎というものはあくまでもエックス線写真に異常があるものをいうわけで、いくら症状から見て肺炎らしくてもエックス線写真で異常がなければ、肺炎ではないのです。そこで、エックス線撮影をして肺炎であることを確かめたくなりますが、ぼくはエックス線撮影をしません。

入院が必要と判断した重病のケースは病院へ紹介します。ぼくの診療所でエックス線撮影をすると紹介先の病院でも恐らく撮り直しをするので、二重に撮ることになり過剰に放射線もあびることになります。そういう余計なことをしたくないのです。

入院が必要でない程度のものでしたら肺炎と診断をしてもエックス線撮影をせず、

抗生物質を出して様子を見るとほとんどの場合、一週間以内になおります。こんなふうに工夫をすれば子どもの場合、ほとんどエックス線撮影をしないですむと思うのです。
特に、子どもは放射線に対する感受性が強く放射線の影響を受けやすいのですから、なるべくエックス線撮影をへらすよう医者は努力すべきですが、小児科医一般の意識は低いように思われます。

第3章 注・参考文献

注1 ＩＣＲＰパブリケーション一六『エックス線診断における患者の防護』日本アイソトープ協会編集、仁科記念財団、一九六九年
注2 *ICRP Publication* 103: Recommendations of the ICRP, Elsevier, 2008.
注3 「第16回 放医研 公開講座 医療関係者のための役に立つ公開講座 医療における放射線―エビデンスに基づいて現場の質問に答える―」http://www.nirs.go.jp/information/event/2010/index.php?16th_kouza.shtml 動画あり
注4 Protection of Pregnant Patients during Diagnostic Exposures to Ionising Radiation. Advice from Health Protection Agency, The Royal College of Radiologists and the Collage

of Radiographers.
www.who.int/.../impact_measurement_taskforce/meetings/prevalence_survey/imaging_regnant_hpa.pdf

注5 Moor, K. L. 他著、瀬口春道他訳『人体発生学』医歯薬出版、二〇〇七年

注6 Otake, M. et al. Radiation-relayed small head sizes prenatally exposed A-bomb survivors, *Int. J. Radiat. Biol.*, Vol. 63, 255-270, 1993.

注7 Otake, M. et al. Review: Radiation-related brain damage and growth retardation among the exposed atomic bomb survivors, *Int. J. Radiat. Biol.*, Vol. 74, 159-171, 1998.

注8 今中哲二・原子力資料情報室編著『「チェルノブイリ」を見つめ直す―20年後のメッセージ』原子力資料情報室二〇〇六年

注9 Almond, D. et al. Chernobyl's subclinical legacy: Prenatal exposure to radioactive fallout and school outcomes in Sweden, 2007.
http://www.columbia.edu/~le93/Chernobyl.pdf

注10 Hall, P. et al. Effect of low doses of ionizing radiation in infancy on cognitive function in adulthood: Swedish population based cohort study, *BMJ*, 328, 19-23, 2004.

注11 Wakeford, R. et al. Risk coefficients for childhood cancer after intrauterine irradiation: a review, *Int. J. Radiat. Biol.*, Vol. 79, 293-309, 2003.

注12 Brenner, D. J. et al. Computed Tomography—An Increasing Source of Radiation Exposure, *N. Engl. J. Med.*, Vol. 357, 2277-2284, 2007.

注13 Stephen, A. E. et al. The diagnosis of acute appendicitis in a pediatric population: to CT or not to CT, *J. Pediatr. Surg.*, Vol. 38, 367-371, 2003.

注14 Flum, D. R. et al. Has misdiagnosis of appendicitis decreased over time? A population-based analysis, JAMA, Vol. 286, 1748-1753, 2001.

注15 Pearce M.S. Radiation exposure from CT scans in childhood and subsequent risk of leukemia and brain tumors: a retrospective cohort study, *The Lancet*, 380, 499-505, 2012.

注16 Alan S. Brody et al. Radiation Risk to Children from Computed Tomography, *Pediatrics*, Sept 2007;120:677-682.

注17 Tavarez, Melissa M. et al. Acute evaluation of pediatric patients with minor traumatic brain injury, *Current Opinion in Pediatrics*. 24(3): 307-313, June 2012.

注18 滋賀県立小児保健医療センター

http://www.med.shiga-pref.jp/mccs/file/center_guidance/center_guidance_sisetu.html、水野記念病院整形外科

http://www.mizuno.or.jp/section/seikei.html

http://www7a.biglobe.ne.jp/~orthopedics/20

注19 Radiation Worries for Children in Dentists' Chairs
http://www.nytimes.com/2010/11/23/us/23scan.html?_r=2&hp

注20 和訳：高木学校ホームページ　ニューヨークタイムス「歯科で受ける子供の放射線被ばく問題」の紹介　http://takasas.main.jp/iryohibaku_topics_101219.php

第4章 放射線をあびると……

自分の受けた放射線量は蓄積する。
自分で「医療被ばく記録手帳」を作り、記録しておこう。

24 被ばくのリスクは蓄積する

——だから線量を記録しよう

崎山比早子

「測るだけダイエット」という減量法があります。家計簿をつけることによって支出を抑えるのと同じ発想ですが、医療被ばくも計測し、記録し、線量を知ることによって減らすことはできないでしょうか？ 被ばくのリスクがある年月を経ると消えてなくなるものであれば、記録を残す必要はそれほどないかもしれません。しかし、放射線のリスクは個々の体内に蓄積されますから、一回一回は少ないものでも、何回も受ければそれぞれが加算されて総計は多くなります。生涯にどのくらい浴びたかの合計を知ることによってリスクを知ることができます。歴史的に見ても放射線の線量を測る手段を持たなかったことが防護対策が遅れた一因であることがわかります。計測し、記録を残すことは現状を認識し、改善してゆく方法を見つけるためにも必要なのです。このことは放射線を取り扱う職業に就いている人が線量計をつけて仕事をし、被ばく線量の総計を把握することが義務づけられていることからも明らかです。

被ばく量の多いCTはここ一〇年急増していますから、検査を受ける人も増えています。医師の側では、収入、患者の要求、医療裁判が起きた場合にそなえて、などの理由で、必要でなくてもCT検査をする風潮があります。病院での体験からは、気楽にCT検査が行われている様子がうかがえます。「気分が悪くなって倒れ病院に運ばれたら、全身のCT検査をされた」が何も異常はなかった女子大生。「悪いところはないが毎年二回、胸と腹部のCT検査をうけている。大丈夫だろうか？」と心配する若い男性など。これらに就職時や職場で義務付けられた検診がさらに加わります。合計するとどのくらいの線量になるのでしょうか？　線量の記録がなければ、不安に思ってもどのくらいのリスクになるのか知ることは出来ません。病院での診療記録の保存期間は五年間で、それを過ぎると捨てられます。**自分で記録しておかなければ自分の被ばく線量の総量を知るすべはありません。**

東京電力の原子力発電所で働いて総計七〇ミリシーベルト被ばくし、仕事を辞めて一七年後に多発性骨髄腫を発症した長尾光明さんは、被ばく記録手帳を保存していたため、被ばくとの因果関係が認められて、労働災害として認定されました（**注1**）。自分で記録を保存していなかったら、全被ばく線量を証明するものはありませんでした。これは、職業被ばくの例ですが、CT検査なども頻繁に受ければ、職業被ばくの認定基準を超してしまいます。白血病で労災として認定される基準値の最低線量は五ミリシーベルトで、被ばくしてから一年以上経過して発症したケースです。記録をつけておけば検査の頻度と合計線量を把握できるので、職業被ばくの認定基準とも比較でき、被ばくによるリスクを認識し、無駄な検査を受けないために役立ちます。

福島原発事故以後は汚染された場所に住むことを余儀なくされている人も多くいます。悲しいことに日常生活でどのくらい放射線を浴びているのか把握することも必要になってきました。積算線量計が入手可能であれば一定期間毎の線量を記録し保存しておくと将来何かの役に立つ可能性があります。

25　「しきい値」――「しきい値」はない、が国際常識に

崎山比早子

日本家屋には、家の外と内を区切る「敷居」があり、これをまたいで家の中に入ります。「しきい値」はこの言葉に由来するといわれます。放射線影響の場合では、**図17**の直線Bに示すように、ある線量以下では発がんなどの影響がなく、その量を超えると影響がでてくるというその境界の線量をいいます。急性障害の場合には、一般に

は二五〇ミリシーベルトがその「しきい値」とされています（↓33急性障害）が、この根拠はあいまいで、議論のあるところです。直ちに影響はなくとも、何年も経ってから症状が現れる、がんなどの晩発障害ではどうでしょうか。広島・長崎の原爆被ばく者の追跡調査からは「しきい値」があるという証拠は見つかっていません。動物実験や疫学調査などによって低線量でがんが発生することを示すのは難しいため、それが証明されるまである線量以下はがんなどの発生は証明されていないのでリスクはない、すなわち「しきい値」はあると主張する余地を残すことになります。

エックス線検査の際の「低線量ですから安全です、安心して検査を受けて下さい」というのは「しきい値あり」を前提に「しきい値以下だから害がない」というのと同じです。医師、技師がこのように説明するのは、「患者が放射線の害を心配するあまり必要な検査を渋る恐れがあるから」と説明していますが、果たしてそうでしょうか？ **「しきい値」の存否を大きな問題にしているのは、学問的な関心よりむしろ社会・経済的要素からです。**

もし「しきい値」があり、それが仮に一〇ミリシーベルトとすれば（**図17**の直線B）、それ以下は「しきい値」以下なので規制・防護の対象ではなくなります。逆に「しきい値」がない場合は、**図17**の直線Aのように少ない被ばく線量でも、線量に比例してリスクを伴うことになり、放射線に対する一般の不安が高まります。放射線作業者の雇用者にはリスクをゼロに近づける義務が生じ、これには膨大な費用がかかります。二〇〇六年にアメリカ科学アカデミーから発表された『低レベル電離放射線被ばくによる健康リスクBEIR VII』(**注2**)(以下BEIR VII)では、放射線の発がん推定に「しきい値なし直線(LNT)モデル」を採用し、国際放射線防護委員会(ICRP)(**注3**)、欧州放射線リスク委員会(ECRR)(**注4**)もこの考え方に立っています。

26 原爆被ばく者の寿命調査

――国際的な低線量リスク推定の基準に

崎山比早子

広島・長崎の被ばくの後遺症で今もたくさんの人が苦しんでいます。核爆発で放出された放射線を大量に浴びた人は急性障害で亡くなりました(↓32大量被ばく)。放射線の量は距離の二乗に反比例するので、被ばく線量は爆心地から遠いほど少なくなります。米国学士院が設立した広島の原爆障害調査委員会(ABCC)(**注5**)では、原爆投下後五年目から放射線の健康影響調査を開始し、爆心地から二・五キロ以内で被ばくした約九万人の生存者についての調査を報告してきています。この被ばく者の平均被ばく線量は二〇〇ミリシーベルトで、半数以上は五〇ミリシーベルト以下の低線量被ばく者です。この調査対象者は、専門家の間でも高線量被ばくと間違えられることがありますので注意してください。五三年間の調査の結果、**図18**（**注6**）に示すように、がんで死亡する率は被ばく線量が多くなればそれに比例して増加し、ある線量以下ならば被ばくしても害はないという「しきい値」は見つかっていません（**注7**）（→25「しきい値」）。また、線量あたりのがん死の過剰相対リスク（**図19**）はゼロから二グレイまで通して計算した場合は〇・四二グレイですが、二〇〇ミリグレイ以下では〇・五六グレイです。低線量の方がかえって線量あたりのリスクは高いという結果です。従って放射線の安全量は放射線がゼロである場合のみだと結論しています。

低線量放射線による発がんの頻度は、それほど高いわけではなく、またがんになるまでには長時間かかるので、その影響を調査するためには多くの被ばく者と長い観察期間が必要です。その点で、原爆被ばく者寿命調査は信頼性の高い研究として国際的に評価されています。ただし、調査が被ばく後五年から開始されたため、放射線に感受性の高い人はこの間に死亡している可能性も高いですし、対照とされた地域に黒い雨が降ったこともわかってきており、対照として適当かどうか疑問も持たれています。

また、内部被ばくを一切考慮していないという欠点もあります。このような批判はあるものの、国際放射線防護委員会（ＩＣＲＰ）のがんに対するリスク評価はこの結果に基づいて行われています。また、長期間にわたる調査により、非がん性の疾患、特に**心疾患**、**脳溢血**、**消化器疾患**、**呼吸器疾患も線量に比例して増加**することが明らかになりました（**注8**）。しかし、奇妙なことにお膝元である日本の多くの医療関係者、放射線専門家はこの結果を無視し、「一〇〇ミリシーベルト以下では放射線が病気を引き起こす明らかな証拠はない」などと説明し、学校でもそれを教えています（↓8低線量なら心配ない？）。その傾向は福島原発事故以後一層顕著になってきました。現に福島県をはじめ放射性セシウムでの汚染が高いところでは公衆の被ばく限度である年間一ミリシーベルトを超える地域も多くあります。それで政府は年間二〇ミリシーベルトまで限度線量を上げてしまいました。二〇一一年三月に経済産業省が出した『年間20ミリシーベルトの基準について』（**注9**）には「広島・長崎の原爆被ばく者の疫学調査の結果からは、一〇〇ミリシーベルト以下の被ばくによる発がんリスクは他の要因による影響によって隠れてしまうほど小さいとされています」と説明しています。しかし**図18**及び**図19**からわかるように一〇〇ミリシーベルト以下でもがん死は増えています。これをわからないこととし、多くの被ばく者の協力をえて長い間調査してきた学問の結果をいとも簡単に踏みにじる政府を持つことは本当に恥ずかしいこと

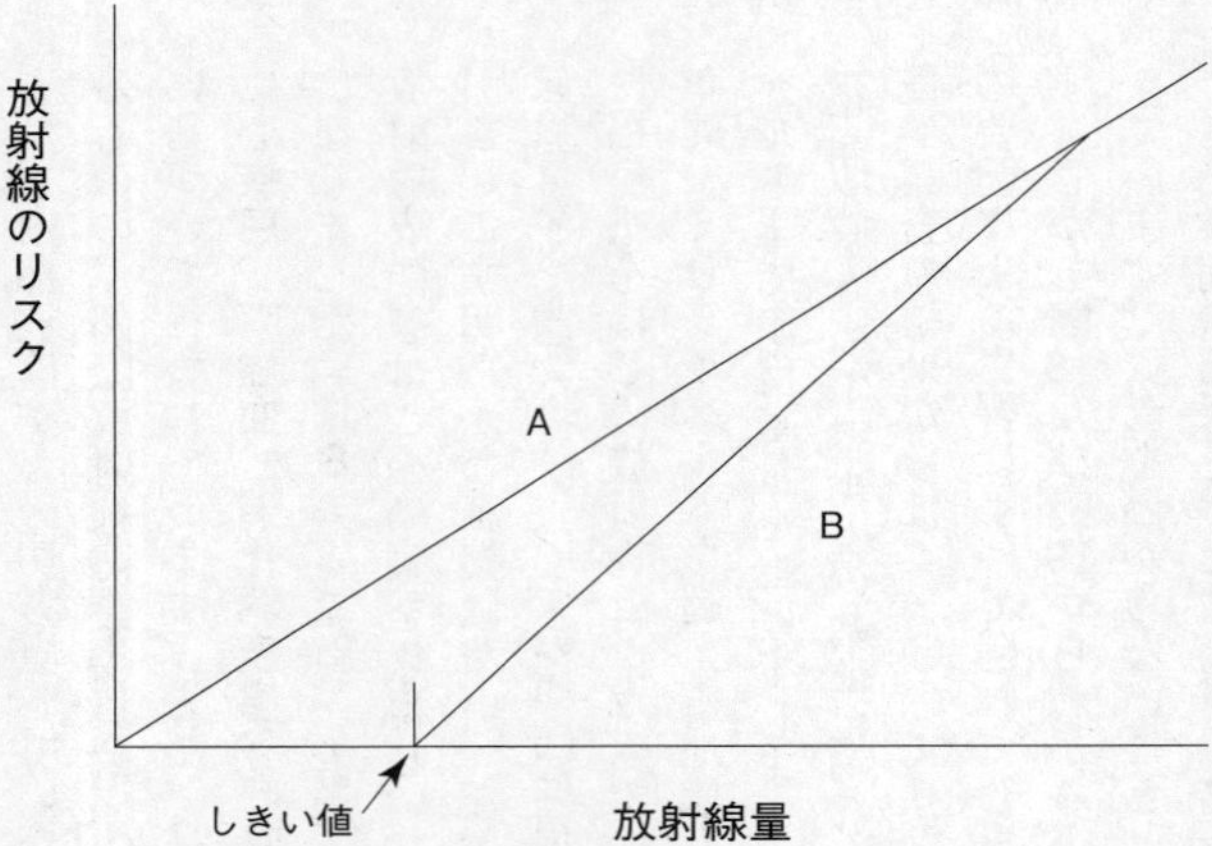

図17 「しきい値」

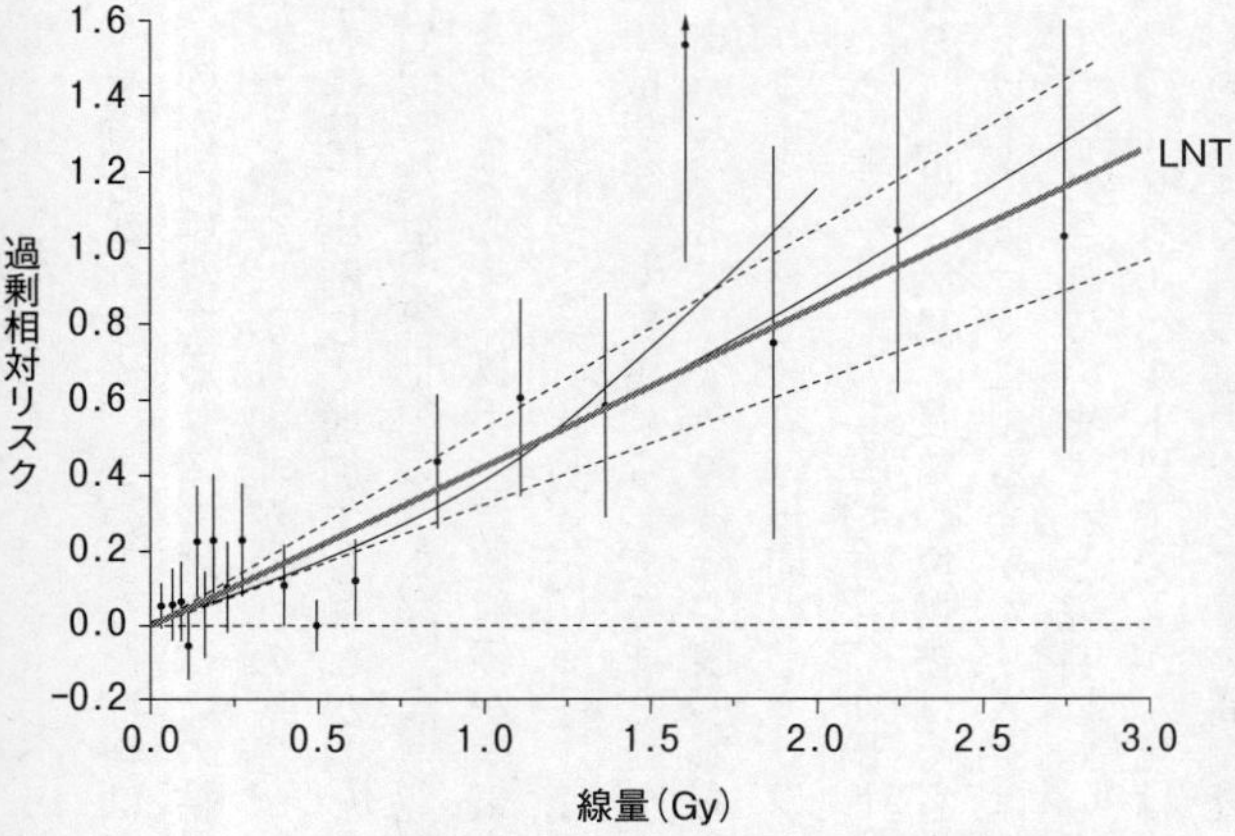

(Ozasa K.et al.Rad.Res.177,229,2012.)

図18 被ばく線量とがん死リスクの関係
(Ozasa K. et al. **注6**より一部改変)

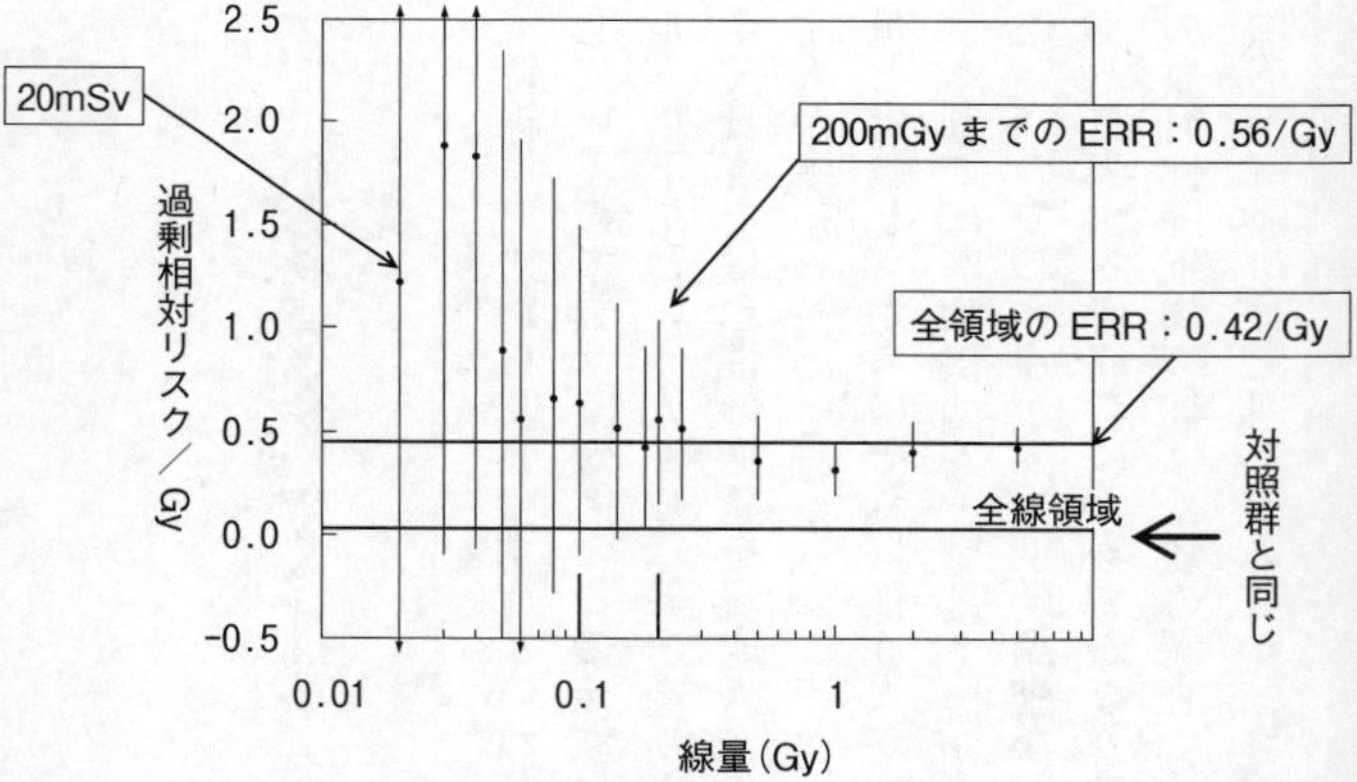

(Ozasa K. et al. Rad. Res.177, 229, 2012 より一部改変)

図19　線量あたりのがん死の過剰相対リスク

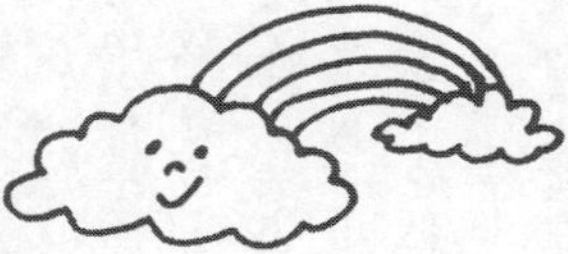

です。

27 低線量被ばく——リスクの推定

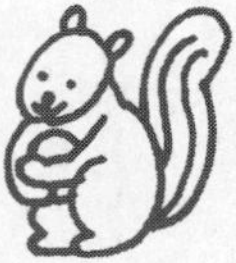

崎山比早子

「低線量ですから安心です」といわれる場合、その低線量とはどのくらいの量を意味しているのでしょうか？　この定義はとても曖昧で、研究者によって、数ミリシーベルト以下だという人から二五〇ミリシーベルト以下くらいだという人までまちまちです。日本では急性の症状を現す人が少ないといわれる二五〇ミリシーベルト以下を指す人が多かったのですが、BEIR VII（**注2**）で、一〇〇ミリシーベルト以下を低線量と定義してからはそれに従う人が増えました。

それでは医療機関などでよく説明されているように、「低線量の放射線は危険性はない」のでしょうか？　疫学調査などで発がん性が証明される最低の線量は、これもまた発表する研究者によってかなりの幅があります。広島・長崎の被ばく者や核実験の放射性降下物の被ばく者の調査では統計的な有意差が見られるのは一〇ないし三五ミリシーベルトと報告されています。また、独、英、スイス三国の原子力発電所近く

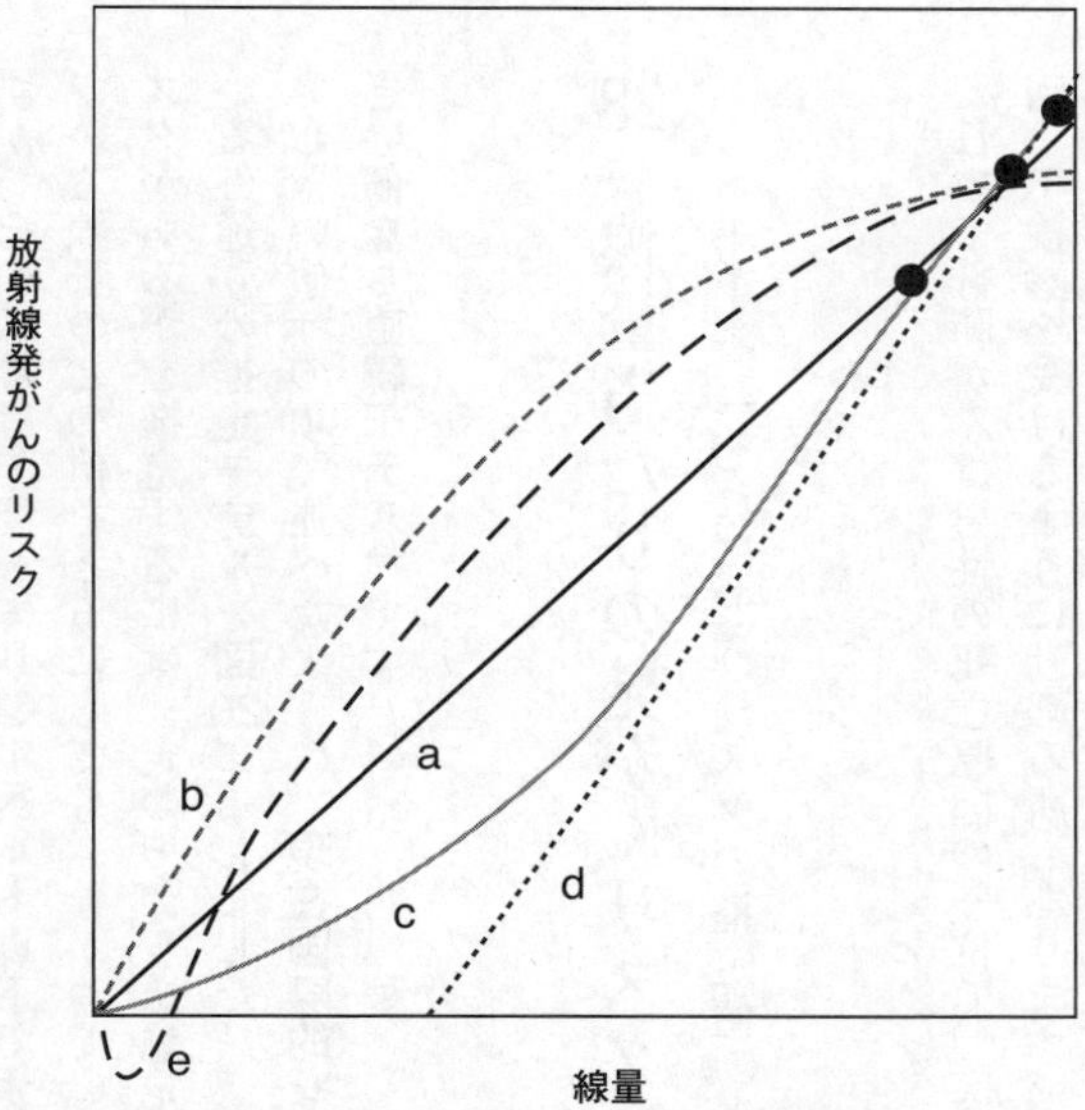

図20　発がんのリスク推定モデル

（Brenner, D. J. et al. **注11** より）

a：「しきい値なし直線モデル」で前項に述べた原爆被ばく者の調査報告に基づく。最近の基礎実験データにも裏付けられている（→ 44 放射線はＤＮＡを傷つける）。ある線量以下は傷害を与えないという線量（しきい値）はなく、線量に応じたリスクがあるとするモデル。

b：上に凸の曲線は集団中に放射線に感受性の高い人がいること、バイスタンダー効果があることを考慮すればこのモデルが妥当。（→ 48 バイスタンダー効果）

c：下に凸の曲線モデル。原爆被ばく者における白血病はこの曲線をとるといわれる。

d：「しきい値あり直線モデル」。疫学調査データと基礎実験データがこのモデルを否定する根拠となる。

e：ホルミシス、ほとんど否定されている（→コラム１ホルミシス効果）。

で統計的に有意に五歳以下の小児白血病が増加しているという報告（**注10**）がありますが、その線量は年間一ミリシーベルト以下です。統計的に有意な発がんが証明されている線量のどの値をとるにしても、分かっている線量以下でどのくらい発がんのリスクがあるかを推定するには一定のモデルを想定しなければなりません。考えられている五通りの推定モデルを**図20**に示しました。「しきい値」の項で述べたように、**現在国際的な合意を得ているモデルは、aの「しきい値なし直線モデル」**です。

28　線量当たりの発がんリスクは？
――それぞれに違うリスクの推定値

崎山比早子

日本でも肺がんは男性の死亡原因の一位で、医療機関の中には毎年一回あるいは二回CT検診を受けるように勧める所もあります。勧めに従って検査を受け、一〇ミリシーベルト被ばくしたとすると、その人が数年から数十年後に、エックス線検査が原因でがんになる確率はどのくらいでしょうか？

　この推定値は放射線の傷害作用が明らかになるにつれて大きくなってきましたし、今でも前項「低線量被ばく」で示したようにいろいろな推定方法があり、どれを採用するかによって違う数字が出てきます。

　一般にはしきい値なし直線モデルに従って計算されていますが、それでも一シーベルトを被ばくした時がんになる確率がいくつと考えるかによって大きく変わります。**図21**は国際放射線防護委員会（ＩＣＲＰ）が採用している計算方法に従って推定した値です。ここでは、低線量域における放射線の線量当たりのリスクを広島・長崎の原爆被ばく者で得られたリスクの半分として見積もっています。この見積もりには次項で述べるように異論もあり、広島・長崎と同じだとする意見、それよりも高いとする見解もあります。

　ＩＣＲＰの推定は提案されているほかの数字よりもリスクは少なく見積もっていますが、**図21**のように一万人がそれぞれ一ミリシーベルトをあびると、その中の一人が発がんする計算になります。したがって一万人が一〇ミリシーベルトのCT検査を受ければ、その中の一〇人ががんになる推定です。年に一回検診を受け一〇ミリシーベルト被ばくしたとすると、一〇〇〇人に一人の割合でがんが発生し、年に二回検診を受けると五〇〇人に一人の割合でがんが発生することになります。

29 線量率とは？

崎山比早子

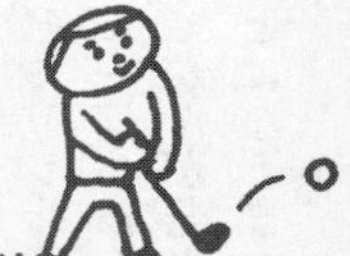

線量率とはなんでしょうか。それは単位時間あたりにどのくらいの放射線をあびるかという意味です。広島・長崎の被爆者は一瞬にして全線量を被爆したので高線量率被ばくであり、福島原発事故で汚染された地域に住んでいれば少しずつの線量を長年にわたってあびるので低線量率被ばく、原子力発電所などの核施設で働く労働者の被ばくもＪＣＯ事故であったように事故で一度に大量の被ばくをしない限り低線量率です。医療被ばくの場合は、例えば全身ＣＴ検査を受ければ高線量率に相当し、毎年胸の単純エックス線検査を長年にわたって受ける場合には低線量率になります。

実験的には線量率によって障害の受け方が違うことを示すデータは多く存在しています。全体の線量が同じでも何回かに分割して照射するとリスクが低くなるという結果があります。そのためにＩＣＲＰは医療被ばくや核施設労働者の被ばくのリスクを計算する場合に広島・長崎の被ばく者の発がんリスクに二分の一をかけてリスクを半分に見積もっています。

一方低線量率の方が単位線量あたりのリスクが高いことを示す疫学データもあります。十五カ国の核施設労働者のがん死を調べた結果は、線量あたりのリスクは原爆被ばく者のそれの約二倍でした（**注12**）。また、テチャ川沿岸の住民でも固形がんのリスクはほぼ二倍です（**注13**）。テチャ川といってもなじみのない方が多いと思います。米、旧ソ連が核兵器開発競争をしていた時代、旧ソ連はウラル山脈の南東に位置する秘密都市チェリャビンスクのマヤーク核施設でプルトニウムを生産していました（**注14**）。その過程ででた大量の放射性廃棄物を住民に知らせることなくテチャ川に流した結果、沿岸の住民に健康障害が多発し、移住を余儀なくされました。その沿岸にはそこを走行する車に対して「最高速度で走れ」という注意書きが建てられるほどの汚染でした。この沿岸に一九五〇～六〇年に住んだ人々は低線量率で長期間被ばくしたことになります。その疫学調査結果が二〇〇七年に発表されました。この二つの疫学調査結果で得られた線量あたりのリスクを原爆被ばく者のそれと比べて図にしました（**図22**）。従ってＩＣＲＰが原爆被ばく者のリスクを半分に見積もっているのが妥当かどうかについては議論がありこれからも続くでしょうが、当面は一応二分の一の合意が得られているので、それを使って計算することはやむを得ないでしょう。

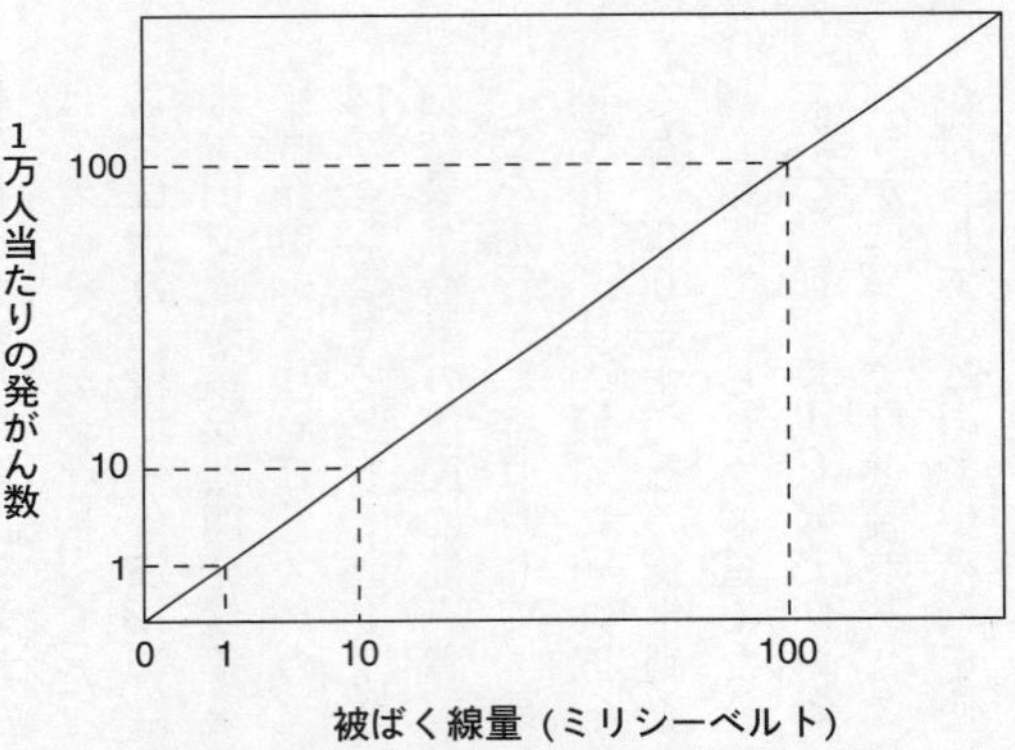

図21　線量当たりの発がんリスク

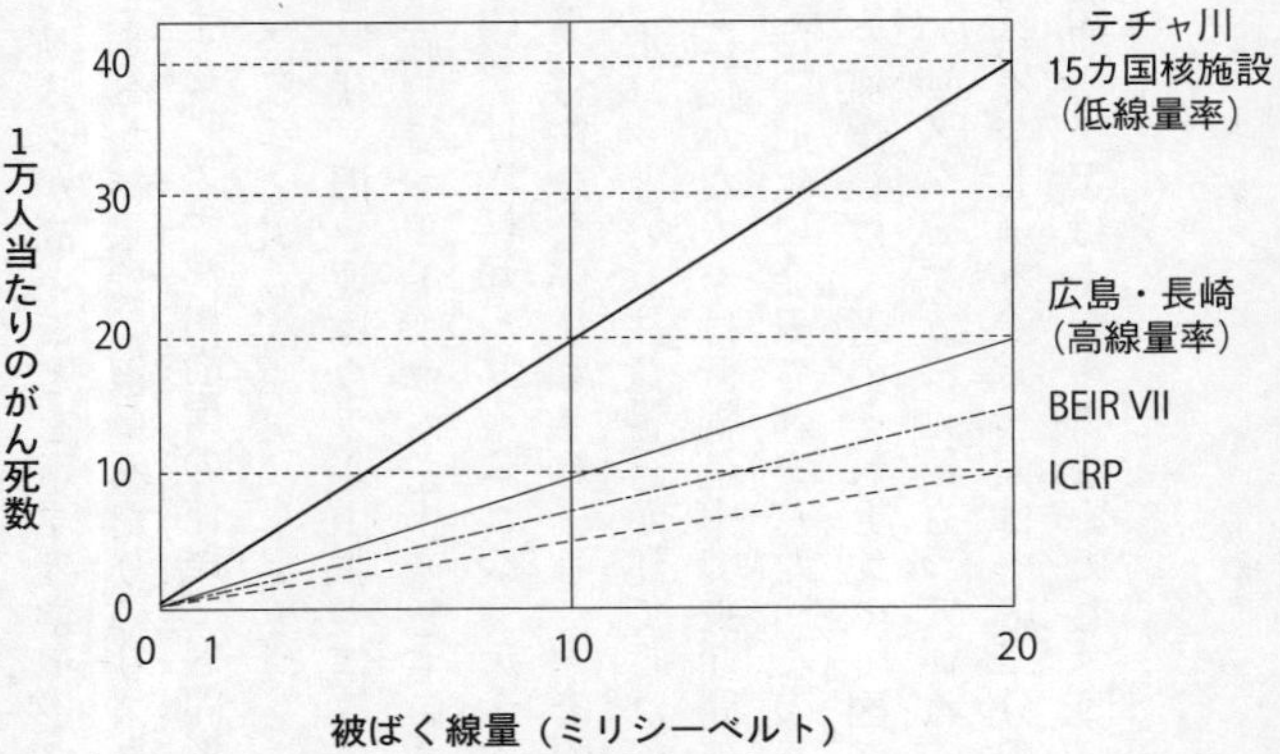

図22　線量・線量率効果係数を２にすることは妥当か？

（線量・線量率効果 ICRP:2, ECRR:1, BEIR VII:1.5, 15 カ国核施設労働者、テチャ川流域住民：約 0.5）

30 晩発障害——確率的影響

崎山比早子

放射線をあびた場合、自分では何も感じませんが、身体に全く影響を与えていないとはいい切れません。人間の五感では感じられなくても、被ばくは身体の設計図であるＤＮＡに傷跡として記憶されることがあるからです。エックス線検査に使われる放射線は、それが持つエネルギーが大きいので簡単にＤＮＡに傷をつけます。傷の大部分は直されますが、間違えて直されると、それが原因で数年から数十年後にがんなどを引き起こすこともあります。**少ない線量の被ばくはその障害が遅くなって現れるため、晩発障害といわれます。**長年にわたる原爆被ばく者の追跡調査によって、放射線被ばくが、**がん以外に、心疾患などを引き起こす**ことも明らかになりました（↓26原爆被ばく者の寿命調査）。

晩発障害のやっかいなところは、原因となる出来事から症状が出るまでに長い時間かかること、放射線以外にも同様の疾患を起こす原因があり、因果関係の証明がむずかしい点にあります。アスベストが原因で肺がんになった場合には、アスベストが見つかることがあります。しかし、放射線の場合がん細胞を調べても、被ばくの証拠は見出せません。

晩発障害は確率的影響ともいわれます。放射線をあびた人のすべてががんになるわけではなく、国際放射線防護委員会（ICRP）の計算（**図21**）では一万人が一ミリシーベルト被ばくするとその中の一人ががんになるというように、確率の問題だからです。がん細胞になる道のりは長く（↓47発がんと悪性化へのプロセス）、無数にある要因で決まります。放射線が細胞に当たるのか、当たればどの細胞に当たるのか、細胞のどこに当たるのか、DNAに傷をつけるのか、もし傷をつけたら遺伝子を傷つけるのか、どの遺伝子を傷つけるのか、その傷は正しく修復されるのか、その細胞は生き残るのか、死ぬのかなど、がんへたどり着くまでの無数の分かれ道を決めるのは、全くの偶然と考えていいでしょう。がんが確率的影響といわれる所以《ゆえん》です。

人は因果関係がすぐにわかるものに対しては注意深くなります。例えば一〇万人に一人の確率で副作用を伴う医療を行う場合、医師はそのことを患者や家族に丁寧に説明し、同意書にサインを求めるでしょう。CTの場合はどうでしょうか？　一回の検査で一〇ミリシーベルト被ばくすれば一〇〇〇人に一人ががんになる計算となります。リスクは高いのですが、医師や技師は「低線量ですから心配ありません」と説明します。患者は知らずに検査を受け、もしそれが原因でがんになっても因果関係の立証は困難です。これが医療被ばくを多くしている大きな原因のひとつと考えられます。

31 子孫に与える影響

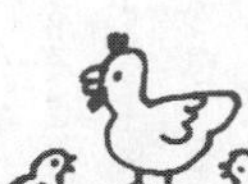

崎山比早子

「被ばくの影響は子どもに現れるのだろうか」、あるいは「妊娠中にエックス線検査をしたら胎児はその影響を受けるのだろうか」という心配は誰しもが抱きます。母親が妊娠中に放射線検査を受けて、その影響が生まれた子どもに現れるのは胎児被ばくの影響で、遺伝的影響ではありません（↓18妊娠中の被ばく）。

生殖腺への被ばくによる遺伝的影響は一九二七年にH・J・マラーがはじめて見つけました。彼は放射線を照射したショウジョウバエの孫の世代まで調べ、放射線の影響が子孫に伝わることを証明したのです。この実験によって、変異が起きる率は線量に比例し、放射線を何回かに分けて照射してもその総量が同じならば影響は変わらない、すなわち障害は蓄積することが分かりました。放射線の遺伝的影響はマウスでも研究されました。野村大成はオスあるいはメスのマウスに放射線を照射して、照射していないマウスと交配させ、その子孫に奇形や腫瘍が増えるかどうかを調べました

（図23）。親へのエックス線照射は、その子どもに奇形や腫瘍の発生率を増やし、その頻度は線量に比例することをはじめて報告しました（注15）。ヒトでは、原爆被ばく者の子ども約八万人について遺伝的影響が調べられましたが、被ばくしていない人の子どもと比較して変化が認められないと報告されています。

一方、イギリスのセラフィールド核燃料再処理工場近くのシーズケール村で小児の白血病が全国平均に比較して高いといわれ、工場から排出される放射能のためではないかと、調査されました。M・J・ガードナーら（注16）やH・O・ディキンソンら（注17）は再処理工場で働いている父親が子どもの受胎前に被ばくした場合には、その子どもに白血病や非ホジキンリンパ腫が増加すると報告しました。しかし「環境放射線の医学的側面に対する委員会」の報告（注18）では、これらの影響は人口の混合によって起きる感染症かまだ不明の原因によるのではないかとしています。明らかな原因を脇に置いて、不明の原因を持ち出してくるのもどうかと思いますが、同様な集団を調べてもその結果は調査をする研究者によって異なることはしばしばです。

チェルノブイリ事故による健康影響についても発表する主体による落差は非常に大きいものがあります。文部科学省をはじめとする日本の専門家の多くは、事故で死亡した人は三一人、増加したがんは小児甲状腺がんのみ、という極端な見解をとっています。二〇〇九年にニューヨーク科学アカデミーから出版されたヤブロコフ等の報告書（**注19**）、核戦争防止国際医師会議（ＩＰＰＮＷ）から出された報告（**注20**）によると、事故処理者の子どもに染色体異常が増加しており、事故後すぐに妊娠した子どもに遺伝子の変異数が多く、時間の経過と共に減少するといっています。

人間の遺伝子もショウジョウバエやマウスと同じようにＤＮＡであるのですから、これらの動物に起きたことが人間に起きないという保障はありません。ただ人間の場合は世代交代が長いため、一部の報告を除けば、まだ明らかになっていないだけかも知れません。

32　大量被ばく

崎山比早子

医療では全身に一度に放射線を多量にあびるのは骨髄移植などの場合に限られます（これも最近では抗がん剤などに換えられてきてはいます）。この場合には患者は医療の厳重な管理下に置かれ、照射によって失われた機能は人工的に補われます。しかし、医療行為以外の大量被ばくは致命的です。なぜでしょう？

人間の身体はたくさんの細胞からできています。人間が生きている間には、ほとんどの細胞は分裂を繰り返しており、毎日一〇〇万個の細胞が分裂している計算になります。例えば血液細胞を考えてみましょう。血液検査をすると赤血球、白血球、リンパ球などの細胞数が一マイクロリットル（一ミリリットルの一〇〇〇分の一）当たり何個と書かれてきます。病気でない限りその数値は一定範囲にあります。しかし、それはいつも同じ細胞が血液中を廻っているのではありません。細胞にはそれぞれ寿命があり、血液の中である時間働くと死んでゆきます。死んで失われた細胞の数は、骨髄にある親の細胞（幹細胞）が分裂・分化して血液の中に送り込まれて補われます。細胞の入れ替わりは血液細胞に限ったことではなく、皮膚や腸管や他の臓器の細胞でもまた同様です。このように身体の中では細胞の死と分裂が常に繰り返されています。

でも幹細胞が放射線障害で分裂できなくなってしまったらどうなるでしょうか？

細胞の中で放射線によって傷を受けやすく、またその損傷が最も生命に重大な影響をもたらすのは身体の設計図であるDNAです。DNAの周辺には、わずかな傷でも直ちに見つけだし修復する機構が備わっています。しかし大量の放射線を一度に浴びると多くのDNAが切断され、修復が間に合わず、DNAがバラバラになってしまいます。こうなるとDNAの複製ができないため、細胞は分裂・増殖することができません。多くの臓器の幹細胞にこのような損傷が起きるとそれらの臓器で細胞の補充ができなくなります。骨髄が障害されると貧血、出血、細菌感染が起き、皮膚や腸管の障害では覆いがなくなります。その結果、体液や血液がどんどん失われてゆき、死に至ります。

一九九九年に東海村で起きたJCO臨界事故で大量の放射線を浴びて亡くなった大内さんと篠原さんの二人は、当初外見上異常がないように見えましたが、細胞が入れ替わる時期から、皮膚がむけ落ち、腸管からの下血、感染症が始まりました。輸血や皮膚移植、抗生物質による治療はその場しのぎの対症療法にすぎません。根本的な治療法は切れたDNAを全てつなぎ合わせることですがそんなことは不可能ですし、これからもその方法が見つかるとは思えません。「医療の無力を思い知らされた」というのが治療に当たった医師の感想でした（**注21**）。

33　急性障害

崎山比早子

「直ちに健康に影響はありません」は福島原発事故後、枝野元官房長官が繰り返した言葉です。**放射線を一度にたくさんあびると、被ばくしてから比較的早い時期に障害が現れます。これを急性障害といいます。**枝野氏はこのことを言ったのかも知れません。

医療の場合、大量の放射線を浴びるのは、骨髄移植や、がんの治療目的に限られます。がん治療には四〇から六〇グレイ（↓70放射線の単位）もの高線量を使いますが、これを一度に照射するとがん組織だけでなく、周囲にある正常組織を傷つけてしまい、それ自体で死亡の原因になってしまいます。この重篤な副作用を避けるために、なるべく正常組織を傷つけずにがん細胞だけを殺すよう、的を絞って何回かに分けて照射する（分割照射）よう工夫して治療が行われます。

放射線に対する感受性は人により大きく異なることは古くから知られていますが、六から七シーベルトを一度に全身にあびると九九・九％以上の人が一から三カ月以内に死亡します（↓32大量被ばく）。被ばくした半数の人が死亡する線量は約三から四シーベルトで、白血球の減少が見られるのは二五〇ミリシーベルトとされ、感受性の高い人では一〇〇ミリシーベルトでリンパ球が減少します（**図24**）。脱毛、紫斑（皮下出血）、吐き気、めまい、悪心、嘔吐、下痢など急性症状を現す人の割合は線量が増すに従い多くなります。急性症状が現れる下限の線量は二五〇ミリシーベルトとされ、これを急性障害のしきい値といっています。

急性障害はその線量をあびれば多くの人に必ず現れると考えられ、確定的影響ともいわれます。急性障害のしきい値がきめられた事情については次項で述べますが、が

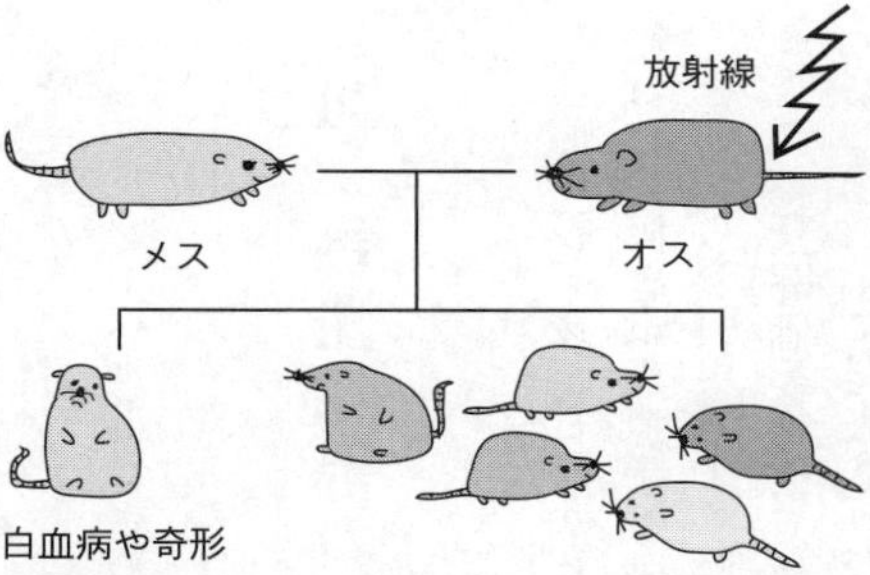

図23　被ばくの子孫に与える影響

交配前にオスのマウスに放射線を照射するとその子どもに白血病や奇形がでることがある。その頻度は線量に比例する。

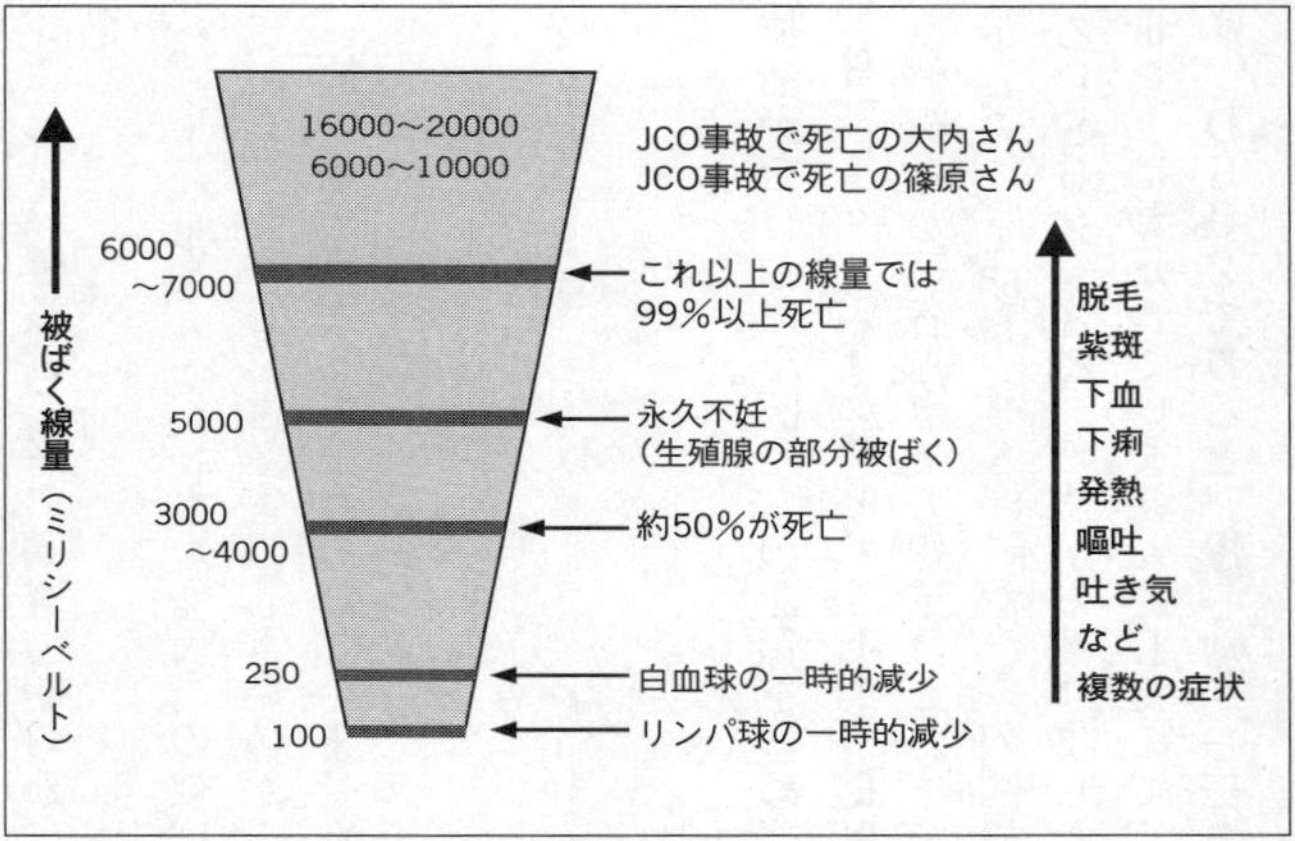

図24　線量と障害の関係

んなどの晩発障害にしきい値が見つからないことは原爆被ばく者の調査で明らかになり、基礎的実験で裏付けされています。

ＪＣＯ臨界事故で、工場の隣接地で四ミリシーベルト（文部科学省発表）の被ばくを受けた大泉さん夫妻は、急性症状を現しました。しかし急性障害のしきい値が二五〇ミリシーベルトときめられているために、放射線障害として認められていません。

34 急性障害のしきい値——その根拠は？

崎山比早子

原爆投下後三日目から広島市内に入り医療活動を行った軍医たちの記録を含め、被ばくの障害は『原子爆弾災害調査報告集』（**注22**）としてまとめられました。**図25**はそこからの引用です。原爆から放出された放射線量及び各地点での線量はこれまで日米の線量評価委員会で何回か見直されてきました（Ｔ65Ｄ、ＤＳ86）が、この図では二〇〇二年に発表された最新のデータであるＤＳ０２（**注23**）の値からとりました。原調査報告集が発表された当時はもちろん線量などはわかっていませんでしたので、原著では爆心地からの距離で表わされています。ＤＳ０２でみると、爆心地から三キロメートルの地点の線量は、二ミリグレイ（↓70放射線の単位）となっています。一般的に急性障害のしきい値とされている二五〇ミリグレイは一・七キロメートル近辺になります。図25からわかるようにそれ以遠でも紫斑、脱毛を始め急性症状を現した人は多く見られ、ここでしきい値の線を引くのには無理があります。日本の調査団のデータを基に米軍医師団がまとめた報告書『日本における原子爆弾の医学的影響』（注24）では、線量との相関が直線に近い脱毛と紫斑、口内炎は急性症状としては信頼性が高いとし、「被爆当日に嘔吐した割合と距離はよく相関していた」という記載があります。図25で一・七キロメートルの距離では、口内炎や悪心嘔吐は二〇パーセント近くにのぼります。では急性障害のしきい値二五〇ミリシーベルト（↓33急性障害）はどこからきたのでしょうか。

米国ではトリニティー原爆実験のデータを基に線量が推定されました。米国国防省及び米国原子力委員会から一九五〇年に出された『原子爆弾の効果』（注25）に「二五レントゲン（約二五〇ミリシーベルト以下）では障害を認めず」という記載があり、この辺りを根拠にしきい値がきめられたと思われます。しかしその後、当時の線量推定は高すぎることがわかり、発がんのリスクに関しては線量が見直されました。しかし、「急性障害のしきい値」はそのままになっています。

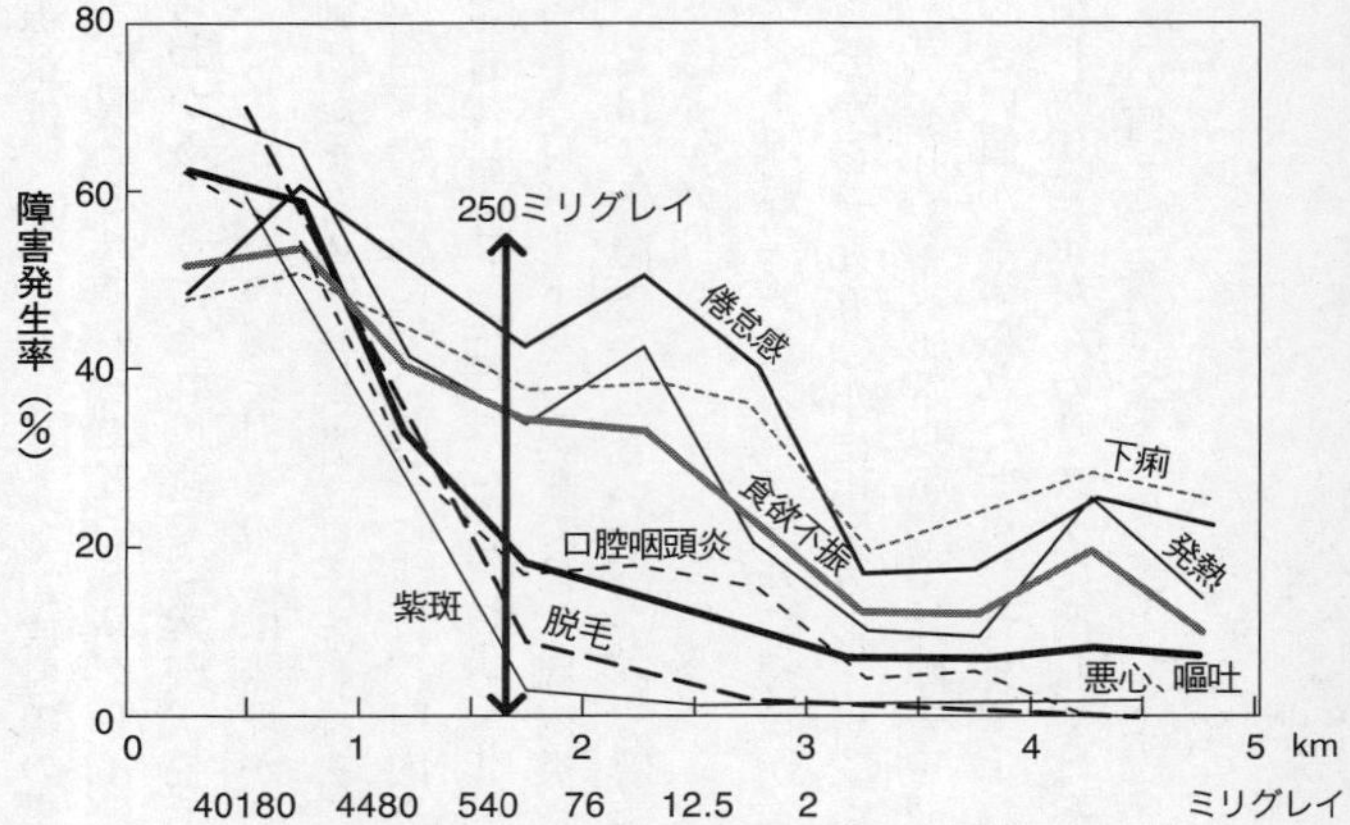

図25　爆心地からの距離と線量

（『原子爆弾災害調査報告集』**注22**より）

35　医療被ばく事故

崎山比早子

弘前病院で一二年間にわたって合計二七六人のがん患者の治療に過剰の放射線がかけられていたことが明らかになり、大きな社会問題になったのは二〇〇四年のことでした。「調査報告書」（注26）によると、指示を出した医師と診療放射線技師との間に、線量に関する認識の違いがあったことが原因とされています。乳がんの治療に合併することのある肋骨骨折などが起きており、熟練した臨床医ならば異常に気づくはずのものでした。一二年もの間見逃されていたのは、医師、技師ともに放射線治療に関して充分な研修を受けずに現場を任されていた上に、両者の間にコミュニケーションがなかったためと報告されました。この事故は日本の医療界に潜在する深刻な問題を浮き彫りにしました。

放射線治療技術が進歩し、治療成績があがってきたことから、従来は手術が適用されたがんにも、治療による負担が少なく後遺症が少ないということで放射線治療が適用されるようになり、治療件数も急速に増加してきています。

それに伴い事故も増加し、二〇〇一年から四年までの間に、大学病院、国立病院などを含む八病院から多くの事故例が報告されています。必要量以下の線量しか照射されていない事故については気づかれないこと、事故の調査が行われていない病院もあることから、実際にはこれら報告された数よりも多くの事故が起きていると考えられます。

事故の原因には単純な入力ミスが目立つそうですが、背景には、治療現場での医師、技師を含めた人員不足、医師や技師の経験・研修不足、医師と技師のコミュニケーション不足、治療機器の品質を管理する専門家がいない、などが指摘されています。

日本は米国と比較して放射線治療医が不足しています。医師の指示のもとに放射線の量を計算し、治療計画をたてる医学物理士の数は大幅に不足しています。それとは対照的に、患者一人当たりの治療機器数は日本の方が米国よりも多く、ここにも、**まず機器をそろえることに重点を置く、という日本的な弊害が見られます。**放射線治療機器は急速に高度化しているために、医師や放射線技師だけでこれを使いこなすのは難しく、医学物理士が必要であるほか、充分な数の看護師の補充も重要です。「医療事故をなくそう」と呼びかけながら、実際には技師数などをカットする合理化が進められていますが、そうではなく複数の技師がチェックしあえるような体制を整えることが必要です。

36　外部被ばくと内部被ばく

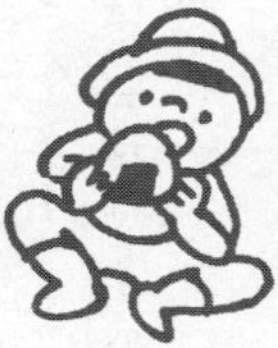

崎山比早子

身体の外から放射線をあびることを外部被ばくといいますが、結核検診、がん検診でのエックス線検査、女性のマンモグラフィ、ＣＴ検査等はみな外部被ばくに当たります。外部被ばくの場合、放射線を出す線源は身体の外にありますから、検査の場合にも放射線が当たって欲しくない場所には遮蔽物を置いて、被ばくを防ぐことができます。また技師や医師も鉛の入ったエプロンを掛けたり、隣の部屋から器機を操作したりすることによって無駄な被ばくを避けます。

外部被ばくとは異なり、放射線を出す物質が体の中に入り、体内から放射線をあびることを内部被ばくといいます（**図26**）。一センチメートルに満たない小さながんも見つけられるという触れ込みで行われている**ＰＥＴ検査**（↓16ＰＥＴ検診ツアー）**は放射性物質を注射**して、その物質が集まった所から出るガンマ線（↓67放射線の種類）を身体の外から測りますから、これは**内部被ばく**です。検査の目的で放射性物質を体内に入れる場合には、その影響をなるべく少なくするために、半減期（放射能が半分になるまでの時間）が短い放射性物質を使います。

医療行為で引き起こされた内部被ばくの悲惨な例はトロトラスト患者です。一九二〇年代から五〇年代にかけて脳などの血管の鮮明なレントゲン写真を撮る（血管造影）ために酸化トリウムの注射が行われました。トリウムは半減期が一四〇億年の放射性元素で、アルファ線を出し、水に溶けにくく、いったん体の中に入るとほとんど排出されません。ドイツ、日本の他四カ国で追跡調査（**注27**）が行われていますが、注射してから十数年後に肝がん、消化器がん、血液がんなどで死亡する例が増加し始め、一九九九年にはほとんどの人が亡くなっています。トロトラストが溜まった臓器が、長い間アルファ線の被ばくを受けていたための障害と考えられます。

福島原発事故によって放出された放射性物質によって汚染された農地、森林、河川、海等は外部被ばくと内部被ばくの原因になります。外部被ばくを避けるためには汚染された地域から避難することです。そのようにいうことは簡単ですが、住み慣れた土地から離れ、新たに仕事を見つけることは大変で、政府の手厚い補助が必要です。それも充分ではなく避難したくてもできない人がたくさんいます。汚染された所で生産される農林、畜産物、海産物は内部被ばくの原因になりますので、特に小さな子どもを抱える親にとっては大変な問題です。これについては次項で述べます。

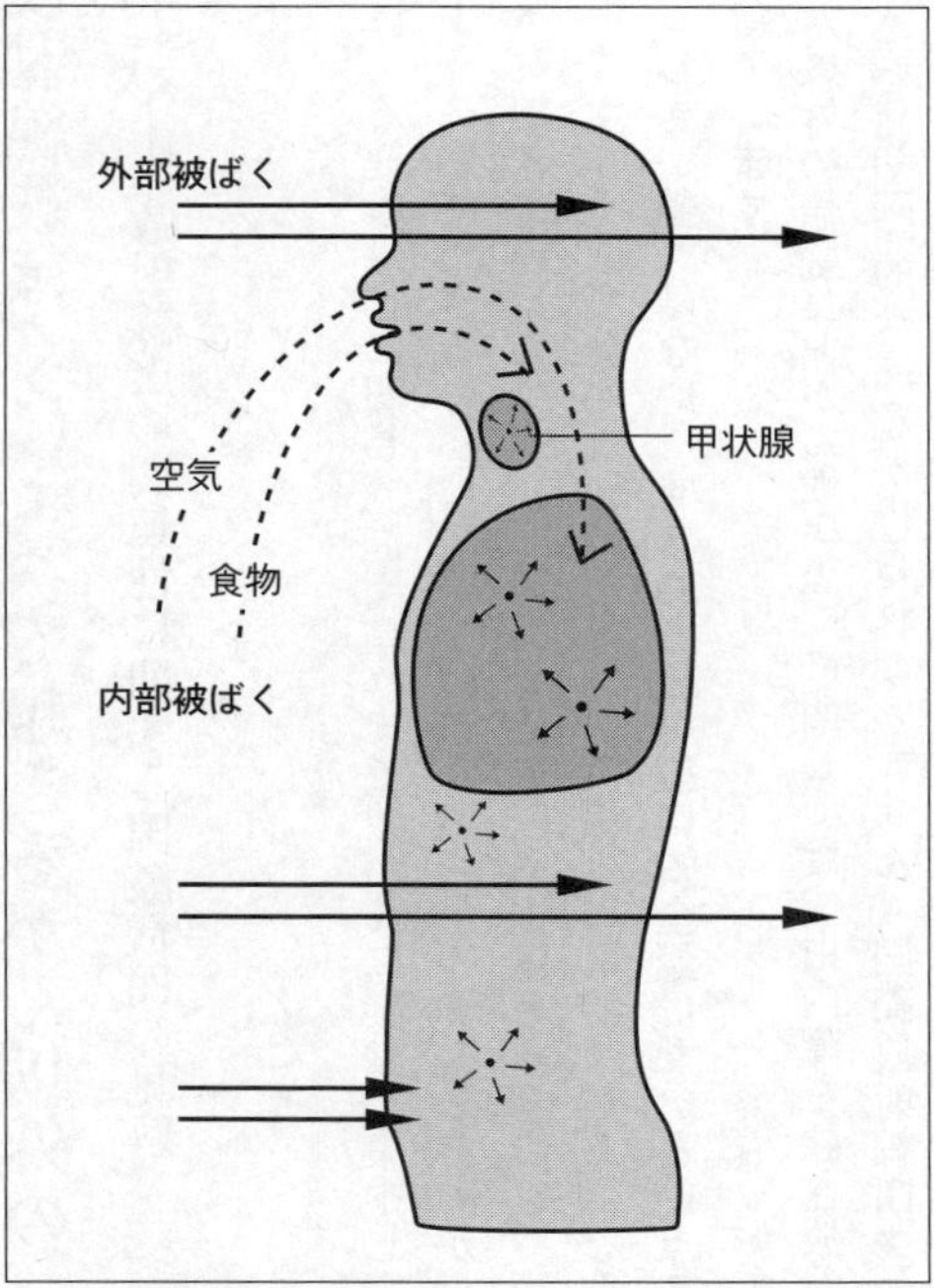

図26　外部被ばくと内部被ばく

37 放射線被ばくによって起きるがん以外の病気――放射線との関連性に関する国際機関の見解

崎山比早子

放射線による健康障害に関しては、これまで発がんに議論が集中していました。がんがどのようにしてできるのかについてはがん遺伝子の働きを含めかなりな部分まで明らかにされてきているので、放射線による遺伝子損傷と結びつけて説明がされやすくなっています。そして発がんに関してはある線量以下ではがんにならないという境界の線量「しきい値」はない、**すなわち放射線に安全量はないということで国際的にも合意を得ています。**

一方がん以外の病気（非がん性疾患）に関しては、白内障を除き放射線が原因となるということに国際的な同意が得られていません。国際放射線防護委員会（ＩＣＲＰ）の２００７年勧告（**注28**）では、「一九九〇年以降、被ばくによって非がん性疾患が増加するという証拠が蓄積されてきた」ことを認めており、その最も強力な調査が原爆被ばく者生涯追跡調査（ＬＳＳ）のデータであるとしています。この調査から一シーベルト程度の実効線量で「心臓疾患、脳卒中、消化器疾患及び呼吸器疾患について線量との関連に対する統計学的証拠を強めてきた。しかし、委員会は、低線量における線量反応の形状における現行の不確実性及びＬＳＳデータが、疾患による死亡リスクに関して線量しきい値がないことと、約〇・五Ｓｖの線量しきい値のあることの両方に矛盾しないことに注目している」と、曖昧な書き方をしています。また、「委員会は、非がん性疾患の観察の潜在的な重要性を認識しているが、入手出来るデータでは一〇〇ｍＳｖを下回る放射線量による損害の推定には非がん患者は考慮されていないと判断する」と、先の記述と矛盾することも述べ、最後は「一Ｇｙ以下では過剰なリスクの証拠はほとんど見られなかったＵＮＳＣＥＡＲ（二〇〇八）の結論と一致する」としています。

しかし、ＬＳＳの最近のデータでは**図27**（**注29**）に示すように心臓疾患での死亡は〇・五グレイ以下でも線量に比例して増加しています。このような事実は以前からわかっており、その点を重視して欧州放射線リスク委員会（ＥＣＲＲ）（**注30**）は「放射線被ばくの主要な影響としてガンだけにＩＣＲＰが終始しているのは、公衆の防護という目的に対しては不適切である」と考えています。その裏付けとして放射線作用の基礎的生物学的メカニズムを考えれば全ての線量において放射線が組織に損害を与え

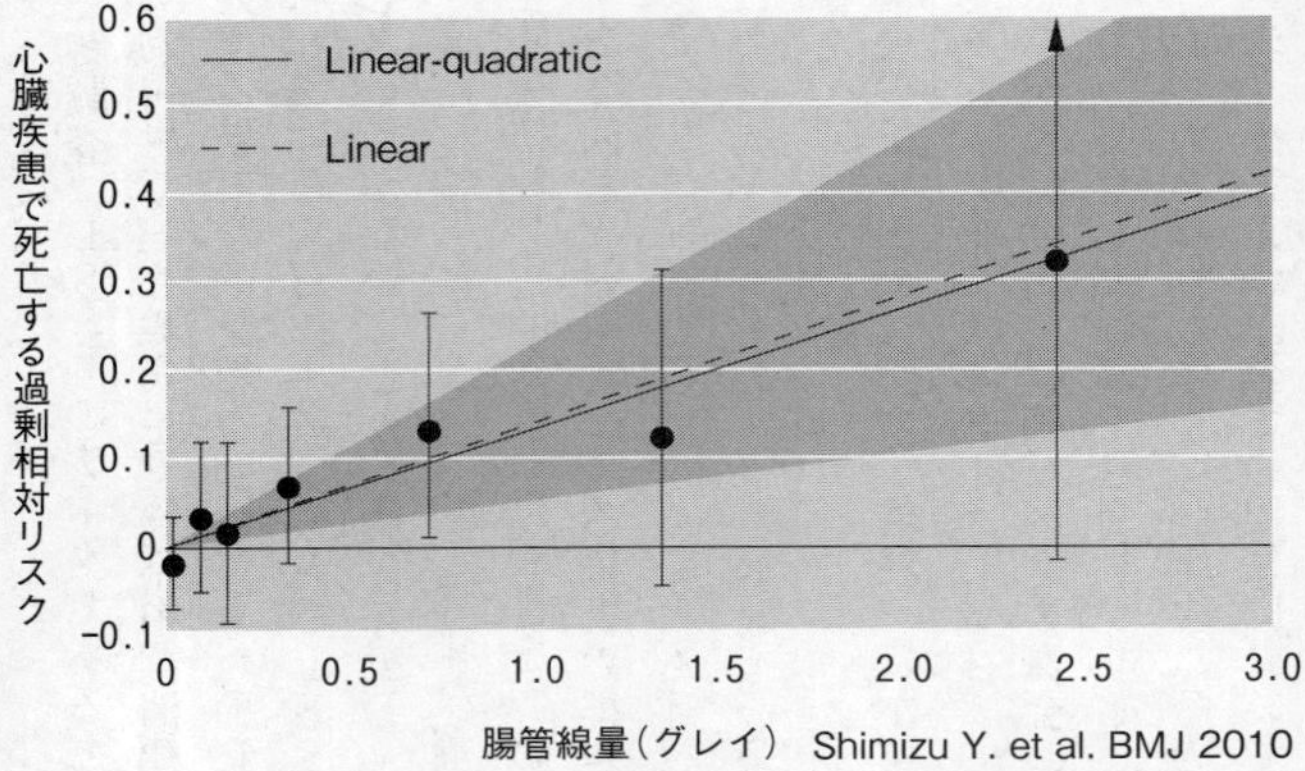

図27　心臓疾患による死亡と線量の関係

うるという立場をとっています。

原子放射線の影響に関する国連科学委員会（ＵＮＳＣＥＡＲ）（**注31**）ではどうでしょうか。**非常に高線量で放射線治療を行った患者の心臓血管疾患の増加はよく知られていることとして認めています。**しかし、チェルノブイリ事故処理者で増加しているとされた心臓系疾患による死亡率、脳血管系疾患の罹患率は線量と統計的に有意な相関を示すデータがあるとは認めながら、チェルノブイリ事故がこれらの疾患による死亡リスクを増加させたとするには更に証拠が必要であると述べています。

38　チェルノブイリ原発事故被ばく者におけるがん以外の疾患

崎山比早子

チェルノブイリ原発事故の事故処理では兵士や若い労働者が八〇万人以上動員されたと言われています。彼らは放射線量の高いところで、十分な防護もなく、放射線の危険性も知らされることなく作業に従事しました。その結果多くの事故処理者が高い線量の被ばくをし、死亡した作業者も多くいます。当時は線量計も十分にはなく個人の被ばく線量は正確には測られていませんが、事故処理者の被ばく線量は問題がありながらも比較的よく把握されているほうです。彼らの健康は事故後、年を追うに従って悪化し、いろいろな病気を抱えるようになりました（表2、図28）（注32、注33）。**特に目立つのは消化器系、内分泌系、神経系、泌尿器、生殖器系等の病気です。表2**にはありませんが、免疫力低下による病気も増えています。これは次項で述べるように**骨髄やリンパ系の細胞が傷害され細胞性免疫力の低下、抗体産生能の低下による全体的な免疫力の低下**が起きるためです。その結果感染症が増加し、一名、チェルノブイリエイズとも呼ばれています。

汚染地に住む子ども、避難区域から避難してきた子ども、事故処理者の子どもなどにも同様な疾患がみられています。被ばく者にみられる症状の特徴は、同時にいくつかの病気にかかっているということです。一つの病気が治っても、すぐに同時に抱える病気が悪化するというように慢性的な不健康な状態は、老化に似ていると言われています。人は誰でも年をとりますが放射線をあびることにより、実際の年齢よりも一〇歳から一五歳年をとっている状態になるのです。**放射線は老化を促進させるから**です。

表2　チェルノブイリ原発事故処理者にみられる患者数の経年変化（10万人あたり）

疾病／臓器	1986	1987	1988	1989	1990	1991	1992	1993
感染症と寄生虫症	36	96	197	276	325	360	388	414
腫瘍	20	76	180	297	393	499	564	621
悪性腫瘍	13	24	40	62	85	119	159	184
内分泌系	96	335	764	1,340	2,020	2,850	3,740	4,300
血液および造血器	15	44	96	140	191	220	226	218
心理的変調	621	9,487	1,580	2,550	3,380	3,930	4,540	4,930
神経系および感覚器	232	790	1,810	2,880	4,100	5,850	8,110	9,890
循環器	183	537	1,150	1,910	2,450	3,090	3,770	4,250
呼吸器系	645	1,770	3,730	5,630	6,390	6,950	7,010	7,110
消化器系	82	487	1,270	2,350	3,210	4,200	5,290	6,100
泌尿器系	34	112	253	424	646	903	1,180	1,410
皮膚および皮下組織	46	160	365	556	686	747	756	726

消化器系疾患（慢性胃腸炎、胃潰瘍、肝炎、肝硬変等）、内分泌系疾患（甲状腺機能障害、Ｉ型糖尿病、性ホルモン異常、不妊症等）、神経系疾患（てんかん、頭痛、自律神経障害、学習障害等）、泌尿器、生殖器系疾患（腎障害、精子数の減少、流産等）

図28　チェルノブイリ原発事故処理者にみられる患者数の経年変化

（10万人あたり）

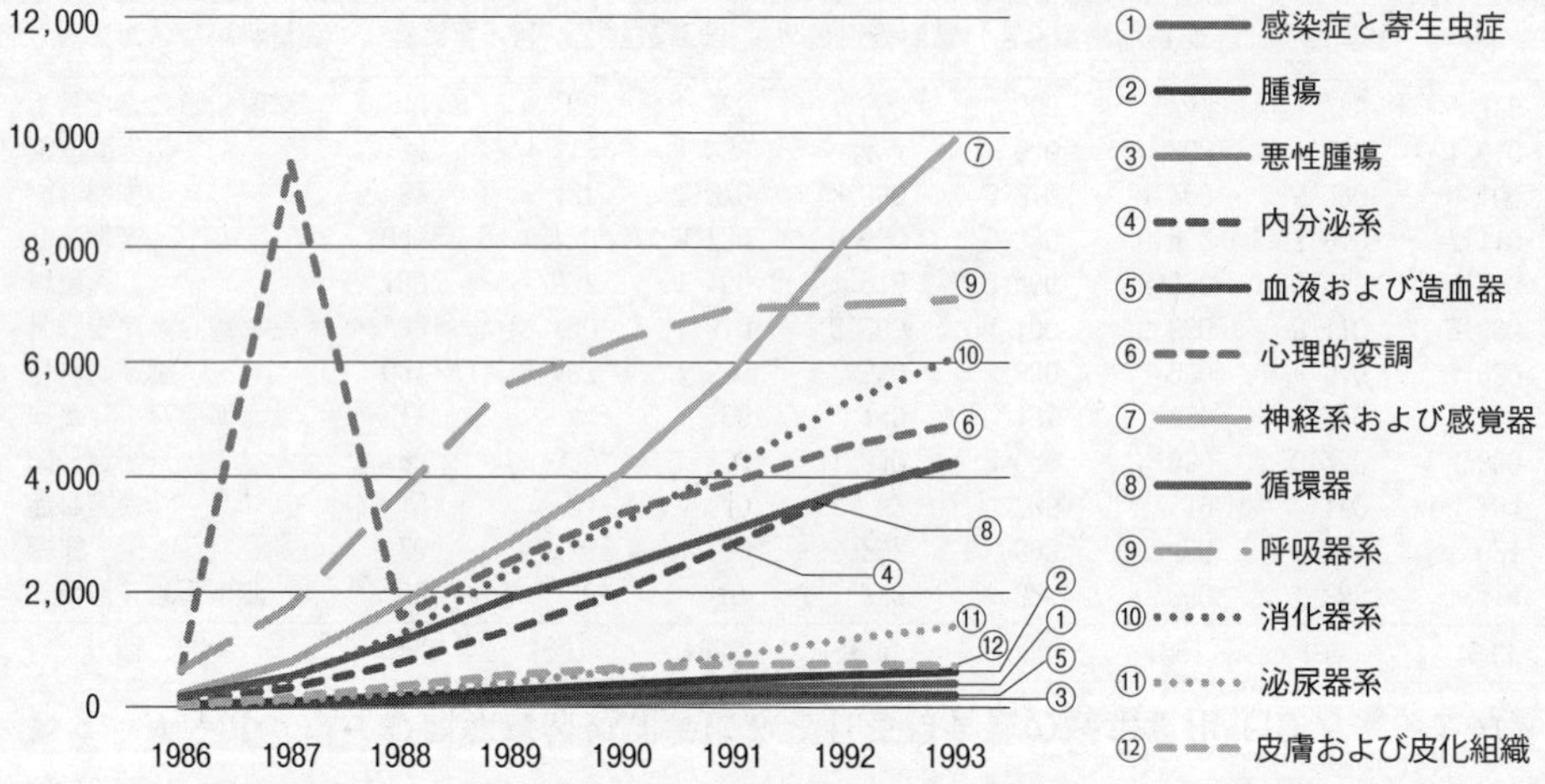

39　放射線による老化

崎山比早子

老化とは何でしょうか？　辞書を引くと「生物あるいは物質の機能や性質が、時間の経過に伴って衰える現象」と説明しています。細胞レベルでの老化は細胞分裂能力の不可逆的な喪失と定義されています。不可逆的とは元に戻らないということで、いったん老化した細胞は若返ることはないということです。子どもではもちろん細胞は盛んに分裂し増殖しています。大人になっても神経細胞などの特殊な細胞を除けば、細胞は一定の割合で分裂、増殖しています。しかし、それは永遠に続くものではなく、人間では四〇〜五〇回分裂するとそれ以上は分裂できません。なぜ分裂回数に限界があるのでしょうか？　それにはテロメアが関係しています（老化の原因は色々ありますがこの項ではテロメアの短縮による老化について説明します）。テロメアは**図29**に示すように各ＤＮＡの両端にある塩基配列で、六〇〇〇個くらいの塩基が繋がってできています。細胞が分裂する前には必ずＤＮＡが複製されて二倍になりますが、その複製のたびにテロメアの塩基は一〇〇〜二〇〇個くらいずつ失われてゆきます。そしてテロメアが一定以上短くなるとDNAの複製はできなくなりますので、細胞は必然的に分裂できなくなります。これが不可逆的な細胞分裂能の喪失で、自然な老化の過程であり、生物の寿命を決めている一つの因子であるとも言えます。しかし、細胞ががん化するとテロメアを延長する酵素が働いて、細胞分裂毎のテロメアの短縮が起きなくなり、際限なく増える能力を獲得します。

放射線が老化を促進するのはなぜなのでしょうか？　放射線がDNAに傷をつけるというのは第5章44項で述べましたので参考にしてください。テロメアのDNAは他の部分のDNAよりも放射線に感受性が高く放射線によって傷つけられやすい性質を持っています。放射線によってテロメアが傷つき短くなって、細胞が老化するという仕組みです。

どの細胞が老化するかによって現れて来る症状は違います。例えば血管の内側にある血管内皮細胞が老化すると動脈硬化が起こります。動脈硬化が起きるとそれが原因となって脳梗塞や心筋梗塞が引き起こされます。37項で述べたように原爆被ばく者に心臓疾患での死亡が増加する一因であるとも考えられます。

血液・造血系にも同様な変化が起きるでしょう。血液中には白血球、赤血球、リンパ球など色々な細胞がありますが、これらは骨髄幹細胞から分裂分化してできて来ます。そのおおもとの幹細胞が分裂能力を失えばそこから分化してくる細胞が減少しま

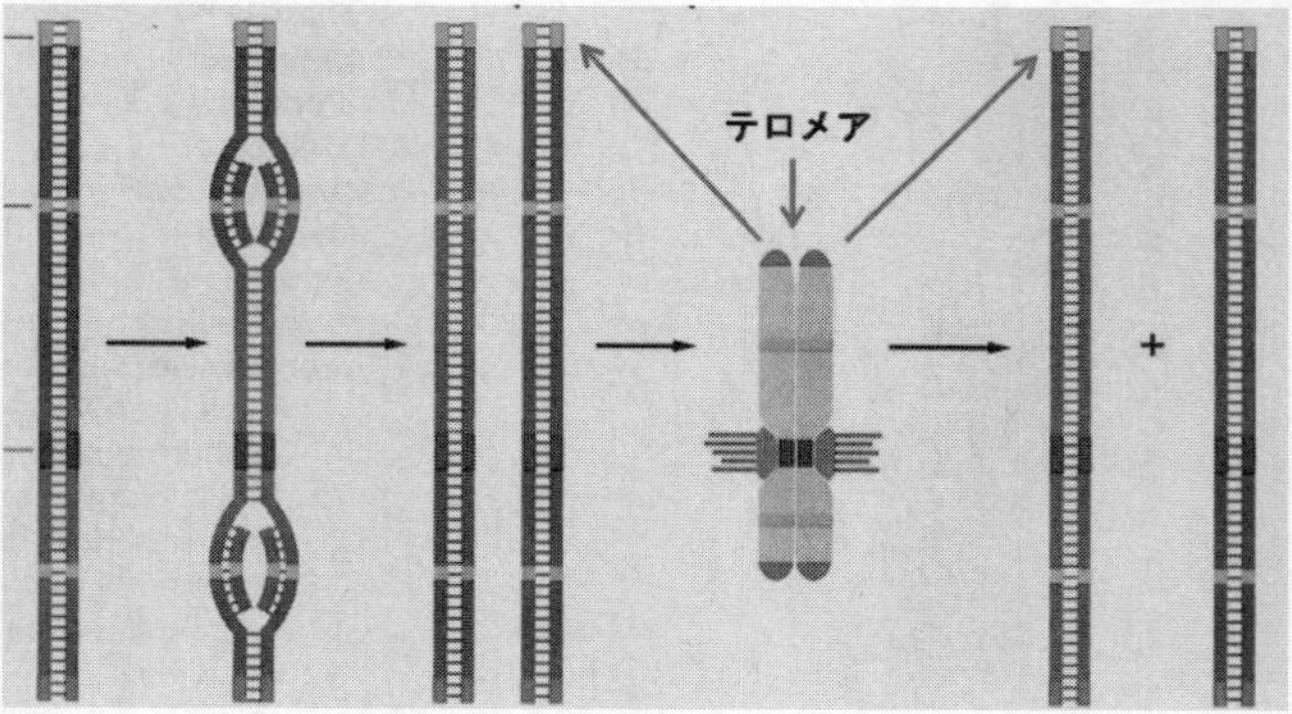

図29　テロメアの構造

『Molecular biology of the cell』より一部改変

す。白血球やリンパ球が少なくなれば免疫力が落ち、感染症にかかりやすくなります。チェルノブイリエイズと呼ばれるような病気の原因になると考えられます。膵臓のインシュリンを産生する細胞が老化すればインシュリンの産生が少なくなり、I型糖尿病になります。高線量地域の子どもにI型糖尿病が増えていると報告されていますが、その一因である可能性があります。

低い量の放射線でも長期間被ばくし続ければ少しずつではあってもどこかの細胞のDNAが損傷されテロメアが短くなって分裂能力を失ってゆく細胞が増えてゆきます。少しずつでも分裂能力を失った細胞が増えればそれは元に戻りませんからその様な細胞が溜まってゆき、全身的な老化に繋がってゆくのでしょう。

第4章　注・参考文献

注1　崎山比早子「長尾裁判から見えた市民科学の意義」『科学・社会・人間』一〇三号三八―四四頁、二〇〇八年

注2　*Health risks from exposure to low levels of ionizing radiation BEIR VII Phase 2*, National Research Council, The National Academies Press, 2006.『低レベル電離放射線被ばくによる健康リスクBEIR VII』

注3　『国際放射線防護委員会の2007年勧告』（ICRP Publication 103）日本アイソトープ協会、二〇〇九年

注4　『放射線被ばくによる健康影響とリスク評価』欧州放射線リスク委員会（ECRR）2010年勧告、欧州放射線リスク委員会（ECRR）編、山内知也監訳、明石書店、二〇一一年

注5　ABCC（Atomic Bomb Casualty Commission 原爆障害調査委員会）一九四六年に原爆被ばく者の調査研究機関として米国学士院が設立。一九四八年に日本の厚生省国立予防衛生研究所が調査プログラムに参加、一九七五年に発足した放射線影響研究所はその後身

注6　Ozasa K. et al. Studies of the mortality of atomic bomb survivors, Report 14, 1950–2003: An overview of cancer and noncancer diseases. *Rad. Res.* 177, 229-243, 2012.

注7　Preston, D. L. 他、原爆被爆者の死亡率調査第一三報「固形がん及びがん以外の疾患による死亡率――1950‐1997年」放影研報告書二四‐〇二

注8　清水由起子他、原爆被爆者の死亡率調査第一二報第二部「がん以外の死亡率――1950‐1990」放影研報告書一一‐九八

注9　『年間20ミリシーベルトの基準について』 http://t.co/SZNI0PEeLG

注10　Koerblein A. CANUPIS study strengthens evidence of increased leukaemia rates near nuclear power plants, *Int. J. Epidemiol.*, 41, 318–319, 2012.

注11 Brenner, D. J. et al. Cancer risks attributable to low doses of ionizing radiation: Assessing what we really know, *Proc. Natl. Acad. Sci. USA*, Vol. 100, 13761–13766, 2003.

注12 Cardis E. et al. The 15-country Collaborative Study of Cancer Risk Among Radiation Workers in the Nuclear Industry: estimates of radiation-related cancer risks, *Rad. Res.*, Vol. 167, 396–416, 2007.

注13 Krestinina L. Y. et al. Solid cancer incidence and low-dose-rate radiation exposures in the Techa river cohort: 1956–2002, *Int. J. Epidemiol.*, 36, 1038–1046, 2007.

注14 チェリャビンスクは二〇一三年二月一五日に隕石が落下したことでニュースになりました。今でも核施設がありますから、隕石がもしそこに落ちればまた事故が起きた可能性もありました。

注15 Nomura, T. Parental exposure to x ray and chemicals induces heritable tumours and abnormalities in mice, *Nature*, Vol. 296, 575–577, 1982.

注16 Gardner, M. J. et al. Results of case-control study of leukaemia and lymphoma among young people near Shellafield nuclear plant in West Cumbria, *Brit. Med. J.*, Vol. 300, 423–429, 1990.

注17 Dickinson, H. O. et al. Leukaemia and non-Hodgikin's lymphoma in children of male

Sellafield radiation workers, *Int. J. Cancer*, Vol. 99, 437-444, 2002.

注18 『「環境放射線の医学的側面に対する委員会」(COMARE) 第七レポート』B. E. Bridges 委員長、二〇〇二年

注19 Alexey V. Yablokov et al. "Chernobyl: Consequences of the Catastrophe for People and the Environment", *Annals of the New York Academy of Sciences*, Vol. 1181 (2009).
http://www.strahlentelex.de/Yablokov%20Chernobyl%20book.pdf
V. Yablokov 他著、星川淳監訳チェルノブイリ被害実態レポート翻訳チーム訳『調査報告 チェルノブイリ被害の全貌』岩波書店、二〇一三年

注20 IPPNW & GFS: "*Health Effects of Chernobyl*: 25 years after the reactor catastrophe (2011)
http://www.nirs.org/reactorwatch/accidents/chernob_report2011webippnw.pdf
核戦争防止国際医師会議ドイツ支部著　松崎道幸監訳『チェルノブイリ原発事故がもたらしたこれだけの人体被害』合同出版、二〇一二年

注21 NHK取材班『東海村臨界事故 被曝治療83日間の記録』岩波書店、二〇〇二年

注22 『原子爆弾災害調査報告集』日本学術会議　原子爆弾災害調査報告書刊行委員会、日本学術振興会刊、一九五三年

注23 葉佐井博巳他編『広島・長崎原爆放射線量新評価システムDS02に関する専門研究

会報告書』京都大学原子炉実験所、二〇〇五年

注24 Oughterson, A. W. et al. ed. *Medical effects of the atomic bomb in Japan.* Injuries from ionizing radiation.（日本における原子爆弾の医学的影響）McGraw-Hill, 1956.

注25 Hirschfelder, J. O. 他編篠原健一他訳『原子爆弾の効果』米国国防省及び米国原子力委員会企画　主婦之友社、一九五一年

注26「国立弘前病院の過剰事故調査」『医療放射線防護NEWSLETTER』四三、五一―六七、二〇〇五年

注27 Mori, T. et al. Summary of entire Japanese thorotrast follow-up study; Updated 1998. *Rad. Res.*, Vol. 152, 584-587, 1999.

注28『国際放射線防護委員会の２００７年勧告』（ICRP Publication 103）日本アイソトープ協会、二〇〇九年

注29 Shimizu Y. et al. Radiation exposure and circulatory disease risk: Hiroshima and Nagasaki atomic bomb survivor data, 1950-2003, *BMJ*, 2010 Jan. 14;340:b5349. doi: 10.1136/bmj.b5349.

注30『放射線被ばくによる健康影響とリスク評価』欧州放射線リスク委員会（ＥＣＲＲ）編　山内知也監訳　明石書店、二〇一一年

注31 Sources and effects of ionizing radiation-UNSCEAR 2008.

www.unscear.org/docs/reports/2008/11-80076_Report_2008_Annex_D.pdf

注32 IPPNW & GFS: "*Health Effects of Chernobyl.* 25 years after the reactor catastrophe" (2011).
http://www.nirs.org/reactorwatch/accidents/chernob_report2011webippnw.pdf

注33 Alexey V. Yablokov et al. "Chernobyl: Consequences of the Catastrophe for People and the Environment", *Annals of the New York Academy of Sciences*, Vol. 1181 (2009).
http://www.strahlentelex.de/Yablokov%20Chernobyl%20book.pdf

参考文献

（1）濱谷正晴『原爆体験―六七四四人・死と生の証言』岩波書店、二〇〇五年

第5章

放射線の生物への影響

なぜ被ばくするとがんになりやすくなるのか？
そのプロセスをまとめた。

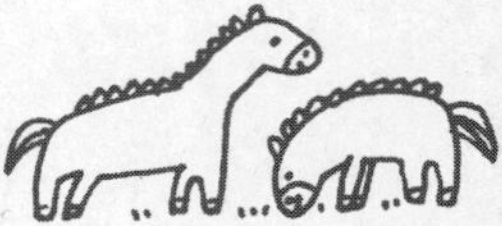

40 被ばくからがんへの道（その1）

――細胞と遺伝子

崎山比早子

人間の身体はもともと一個の受精卵から発生が始まります。受精卵が分裂・増殖と分化を繰り返し、脳、肝臓、腎臓、心臓などいろいろな臓器を作りあげ、大人になると全体で約六〇兆個もの細胞になります。各々の細胞の働きや形は様々ですが、共通して変わらずに受精卵から受け継いでいるもの、それは身体の設計図である遺伝物質、ゲノムとも呼ばれるＤＮＡです。これは全ての生命にとって最も重要な分子であるために、いくら細胞が分裂しても変わらないように、様々な監視機構によって守られています。

がんはこの重要なＤＮＡが変化したために起きる遺伝子の病気です。放射線は遺伝子に傷をつけます。その傷によってどのように遺伝子が変化し、がんができるのかを理解するために、先ずＤＮＡについて説明します。それがわかるとＤＮＡの傷とがんに至る道との因果関係が理解できると思います。

図30は細胞を模型的に表したものです。細胞は外界から細胞膜で仕切られており、直径は平均約〇・〇一ミリメートル、その中にたんぱく質を合成するリボゾーム、エネルギーを産出するミトコンドリアなどの小器官を含む細胞質があり、中心部にDNAを納めた直径約〇・〇〇八ミリメートルの核があります。

DNAは**図31**に示すように、二本鎖のラセン構造をしています。DNAを構成しているのは四種類の塩基すなわちアデニン(A)、チミン(T)、シトシン(C)、グアニン(G)とそれをつなぎ合わせている糖とリン酸です。**図31**に示すように塩基は鎖の内側に飛び出していて、相手方の鎖から飛び出している塩基と対を作ります。これを塩基対といい、Aは必ずTと、Cは必ずGと対を作るので塩基対は二種類しかありません。

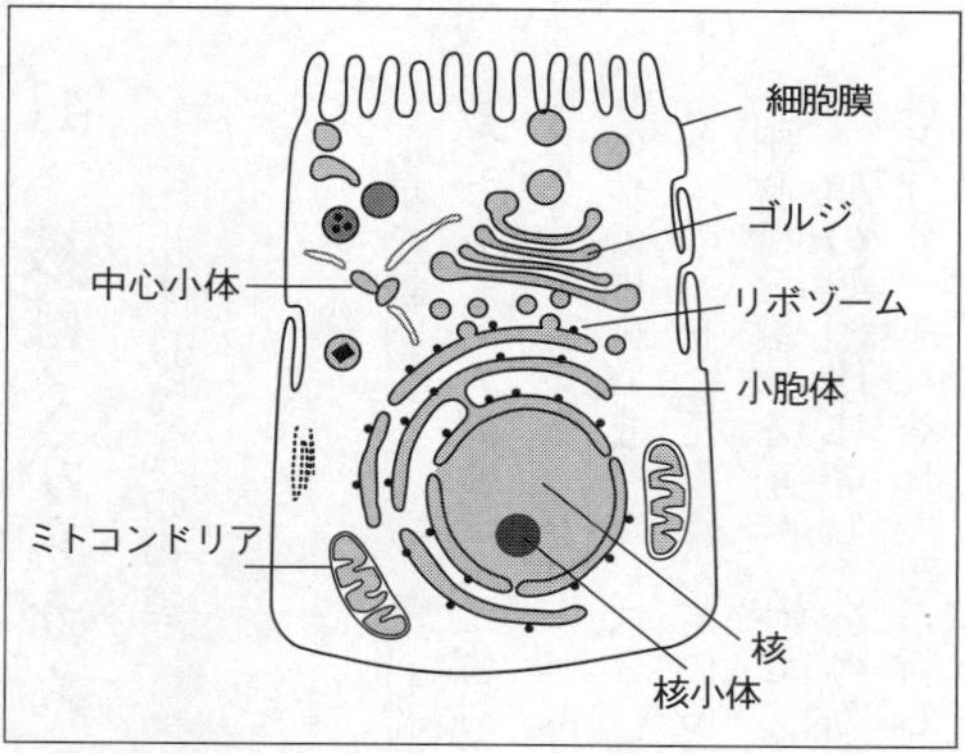

図30　細胞の模式図

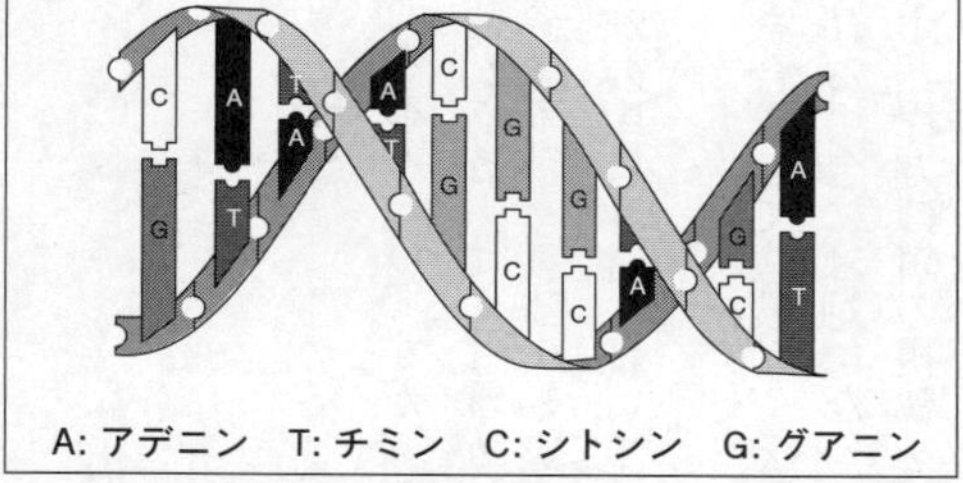

図31　DNAの二重ラセン構造と塩基
（Alberts, B. et al. 参考文献（1）を参考に作成）

41 被ばくからがんへの道（その2）

――DNAの複製

崎山比早子

前項で説明したように、DNA鎖には二種類の塩基対があるだけですが、これが延々と並んで人間では三二億対になります。これは四六本に分かれていますが、全部つなぎ合わせると二メートルにもなります。この細い糸が直径〇・〇〇八ミリメートルの核の中に収まっています。それは八ミリメートルの球の中に非常に細い二キロメートルの糸をたたみ込んでいるようなものです。

細胞は分裂する前に必ずこのDNAと全く同じDNAを合成して複製し、それぞれを二個の娘細胞に等しく分け与えます。DNAが複製される場合には対になった鎖がほどけて、それぞれの鎖が新しいDNAの鋳型となります。片方の鎖の複製を例にとると、**図32**に示すように鋳型となるDNAの塩基に対を作る塩基が選ばれます。鋳型がシトシン（C）であれば、新しく作られる方の塩基はグアニン（G）と決まってい

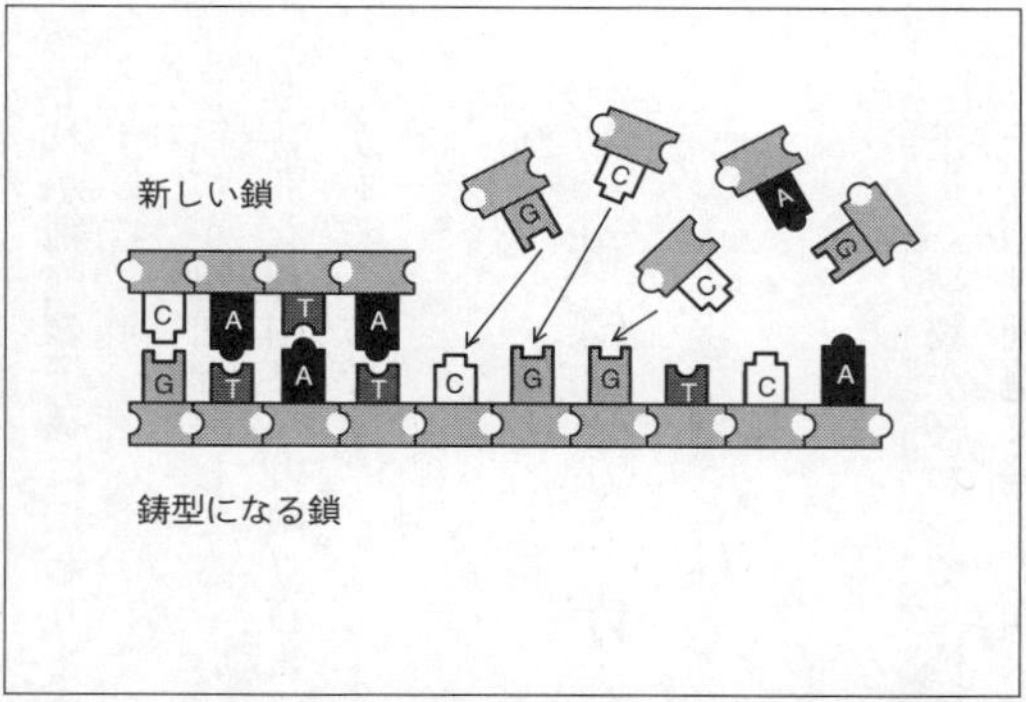

図32　ＤＮＡの複製には古いＤＮＡ鎖が鋳型となる
（Alberts, B. et al. 参考文献（１）を参考に作成）

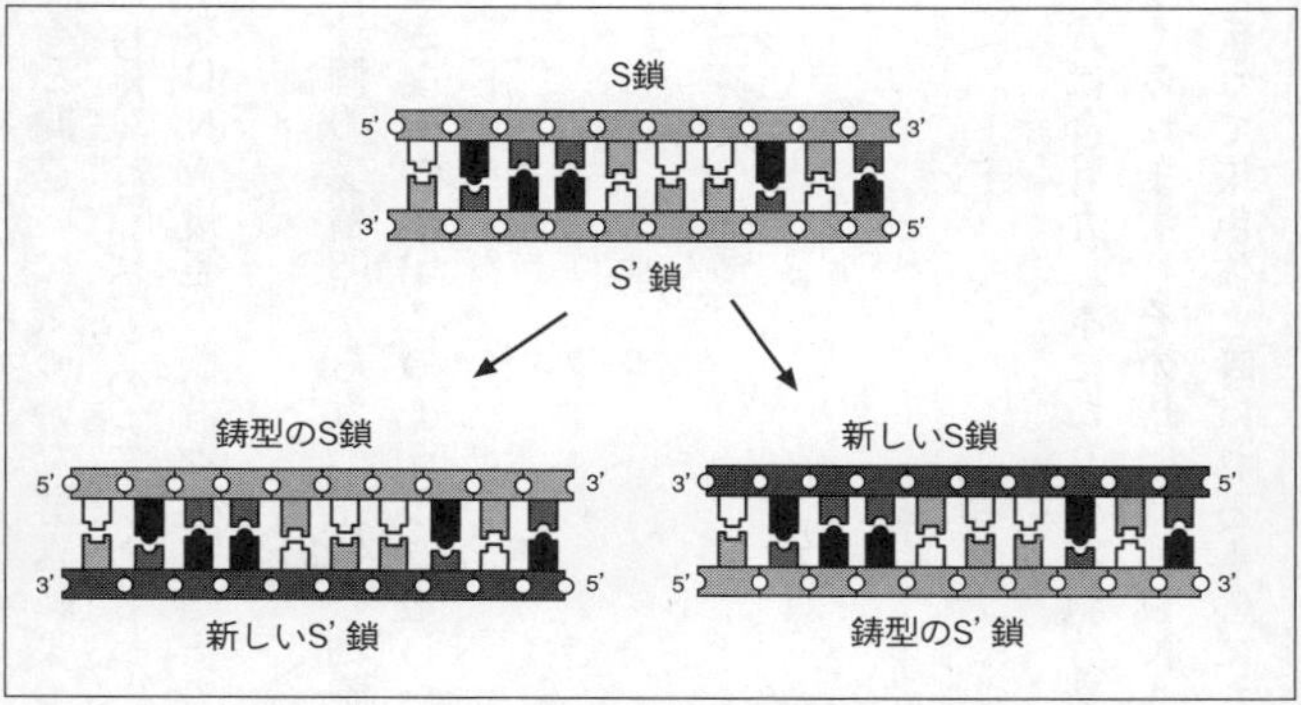

図33　新しく複製されたＤＮＡ鎖は鋳型になった
ＤＮＡと全く同じ
（Alberts, B. et al. 参考文献（１）を参考に作成）

ます。もしそこにグアニン以外の塩基が入ると間違いに気づいた酵素によって切り出され修正されます。このように複製されたＤＮＡは元のものと全く同じで（図33）、それが細胞の子孫に伝わります。このようなＤＮＡ複製の機構は種を超えて保存されています。

細胞が何回分裂しても、いい換えれば、一個の受精卵から六〇兆個の細胞に増えても特別な理由がない限りＤＮＡに変化が起きないのは、このような安定した複製の機構があるからです。

42 被ばくからがんへの道（その3）

——染色体とは？

崎山比早子

正しく複製が終わって二倍になったＤＮＡは合計九二本になり、細胞分裂の時にそれぞれの娘細胞に等しく四六本ずつ分け与えられます。その時には、ＤＮＡの長い糸が絡み合わないように、規則正しく折り畳まれて染色体と呼ばれるものになります。

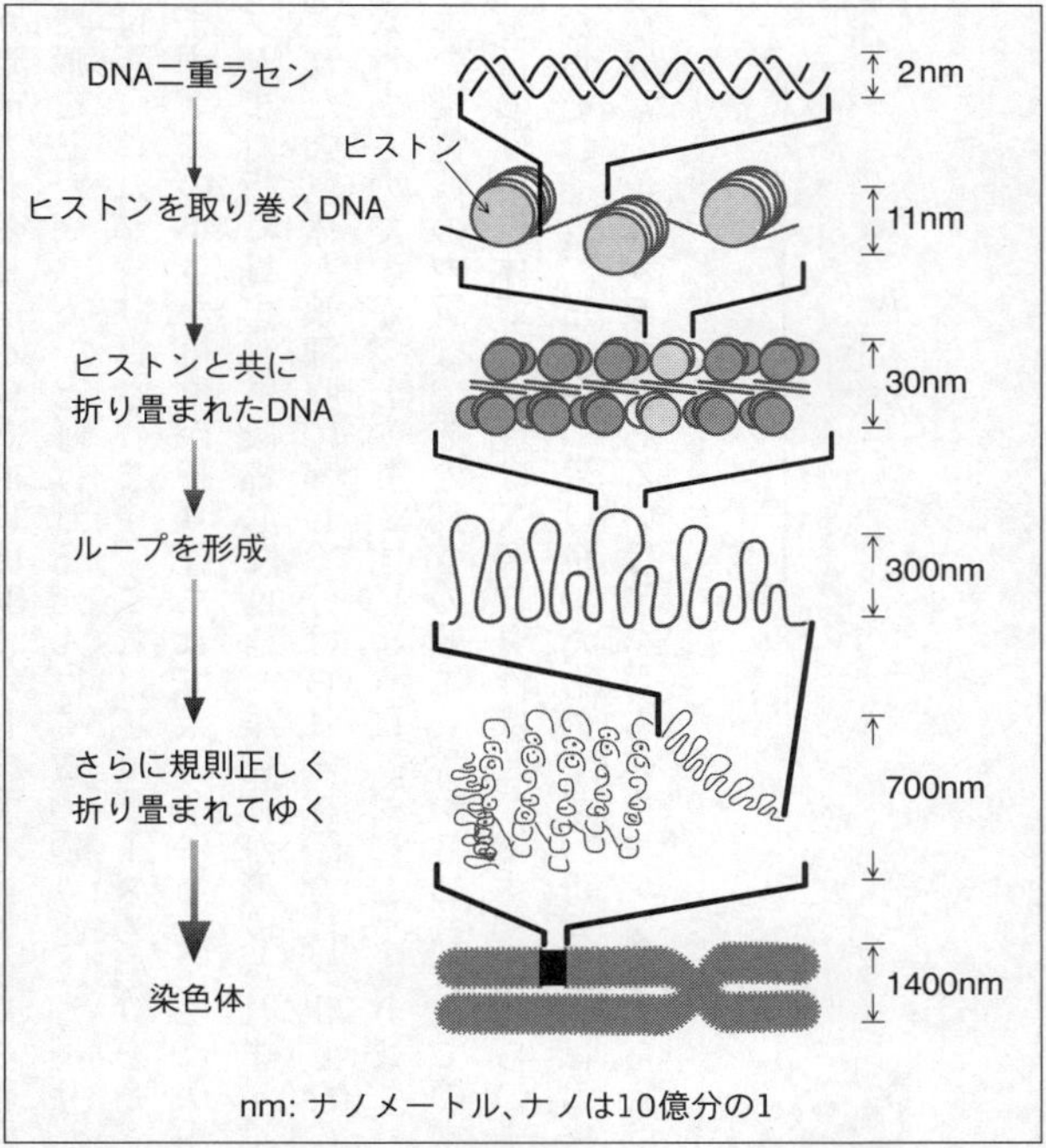

図34　ＤＮＡが折り畳まれて染色体を形成
（Alberts, B. et al. 参考文献（１）を参考に作成）

染色体が形成される様子を模式的に**図34**に示します。複製される過程でDNAは太鼓のような形をしたヒストンと呼ばれるたんぱく質の廻りをふた廻りして次のヒストンに巻き付き、これが繰り返されます。これは丁度ビーズの廻りを糸が巻いているように見えます。この小さな単位が折り畳まれて太い糸になり、これがループを作り、このループがまた折り畳まれて凝縮してゆき、染色体が形成されます。

形成された染色体が娘細胞に等しく分けられる様子を模式化したのが**図35**です。本来は四六対あるのですが、わかりやすいように二対にしてあります。

四六本の染色体の内訳は、その長さの順に一番から二二番までの常染色体一対ずつと二三番目の性染色体で、女性はXX、男性はXYです。これらの染色体は、受精時に両親からそれぞれ二三本ずつ受け継いだものです。母親からは常染色体プラスXを、父親からは常染色体プラスXあるいはYをもらいます。Xをもらえば女性に、Yならば男性になります。

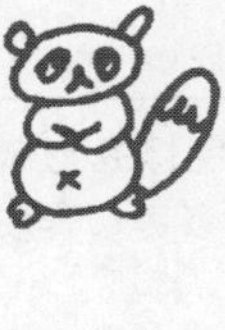

43　被ばくからがんへの道（その４）

――遺伝子からたんぱく質へ

崎山比早子

生命の設計図であるＤＮＡが間違いなしにその子孫の細胞に伝えられるしくみを見てきました。間違わないことが大事なのは、細胞の中で重要な働きをするたんぱく質が、ＤＮＡの塩基の並び方に従って作られ、これが狂うと元に戻すことが出来ないからです。

人間のＤＮＡの中には約二万二〇〇〇個所にたんぱく質を作るための情報が書き込まれています。この暗号部分を狭い意味での遺伝子といいます。遺伝子は全ＤＮＡのわずか一・五パーセントで、残り九八・五パーセントのＤＮＡの役割は現在盛んに研究されていますが、まだはっきりとはわかっていません。

遺伝子の暗号というのはアデニン（Ａ）、チミン（Ｔ）、シトシン（Ｃ）、グアニン（Ｇ）の四種類の塩基の並び方で現されます。塩基は三つ組み合わさって一つのアミノ酸を指定します。例えば、GAAとGAGがグルタミン酸、ATGがメチオニンを意味するというような具合です。従って塩基の並びを端から三つずつに区切ってゆくと、どのようなアミノ酸がどういう順序で繋がるかがわかり、それによって作られるべきたんぱく質が決まります。DNAに変化が起きるということはアミノ酸が変わることで、結果としてたんぱく質が変化することになります。どのたんぱく質が変化するかによって細胞の、ひいては生体の変化が引き起こされます。

遺伝子からたんぱく質が作られる場合は、まずDNAの塩基の並びがRNAに読みとられ（転写）、次にRNAの塩基の並びがアミノ酸に読み替えられます（翻訳）（**図36**）。遺伝子の前には転写を調節するスイッチが並び、そこにスイッチをオンにするたんぱく質がついてRNAへの読みとりが始まります。RNAは核から細胞質に移行し、その塩基の並びがリボゾームでアミノ酸の並びに換えられ、たんぱく質が合成されます。

仮に放射線や化学物質によってRNAやたんぱく質が傷ついたとしても、DNAが正常であれば作り直すことができます。しかし、DNAが変わると、元に戻らずそのDNAの変化はその細胞の子孫にもつたわります。その様な細胞では常に変化したたんぱく質が作られることになります。

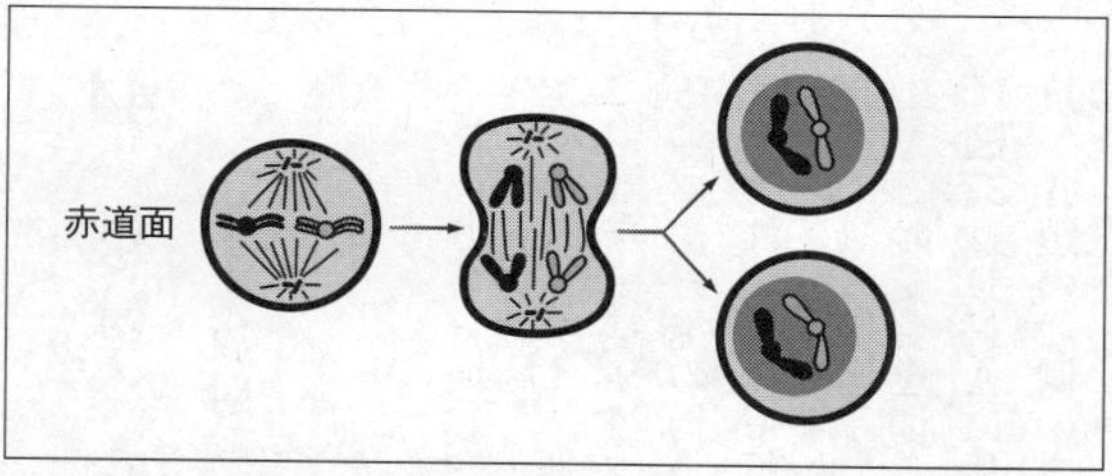

図35　染色体は娘細胞に等しく分けられる

（Alberts, B. et al. 参考文献（1）より部分改変）

２倍になった染色体は分裂する前に細胞の赤道面に並ぶ。それが両極に引っ張られていき、その後赤道面にくびれが入り２個の娘細胞に分かれる。

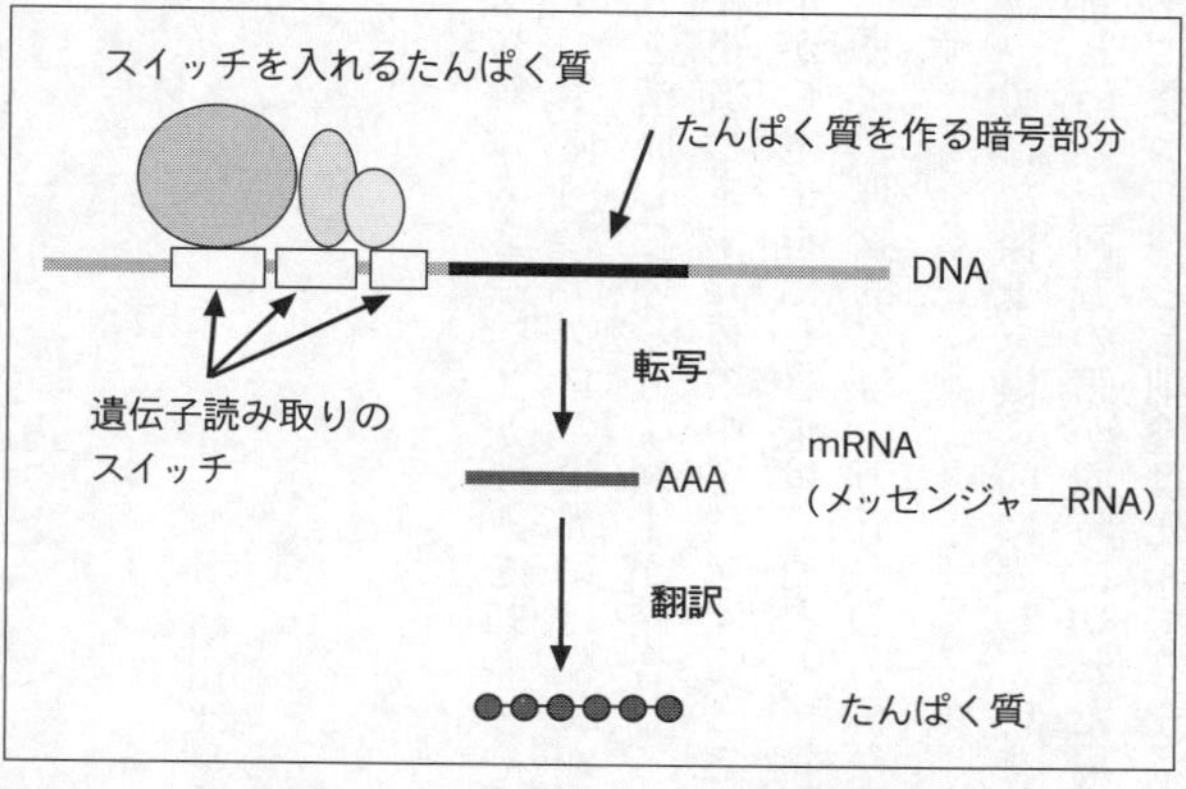

図36　ＤＮＡからたんぱく質へ

44　被ばくからがんへの道（その5）

――放射線はDNAを傷つける

崎山比早子

レントゲン検診やCT検査に使われるエックス線は大きなエネルギーを持っています。検査を受けても五感には何も感じませんが、生体内のミクロの世界には変化が起こります。エックス線のエネルギーは、DNAを構成している分子同士が結合しているエネルギーの約一万五〇〇〇倍から二万倍に相当します。体の中を透過するときには、それが飛んで行った道（飛跡）にある原子から電子をはじき飛ばしたりして電離を起こし、その結果分子の結合を切ってしまいます。理論的には一万五〇〇〇個から二万個の結合を切ることが出来ると考えられます。

図37はDNAに放射線が当たりDNAの結合が切れた様子を模式的に表しています。DNA鎖の片側のみが切れた場合を一本鎖切断といい、両方の鎖が同時に切れた場合を二本鎖切断といいます。DNAが切れたままになっていると細胞は死んでしまうの

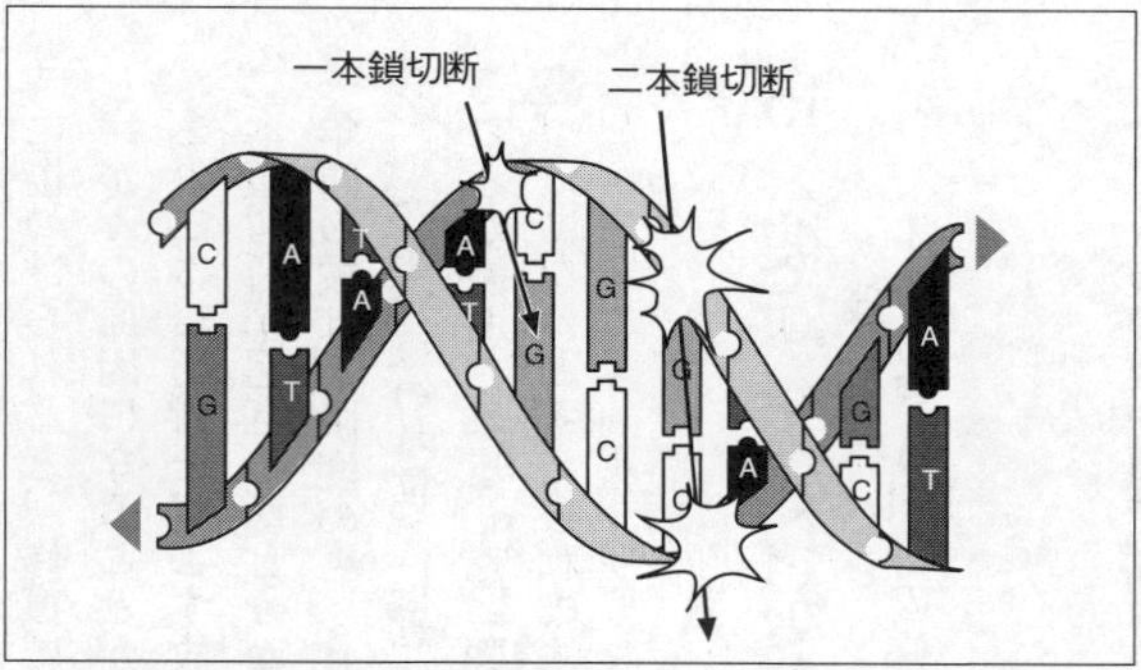

図37　放射線がＤＮＡに当たると

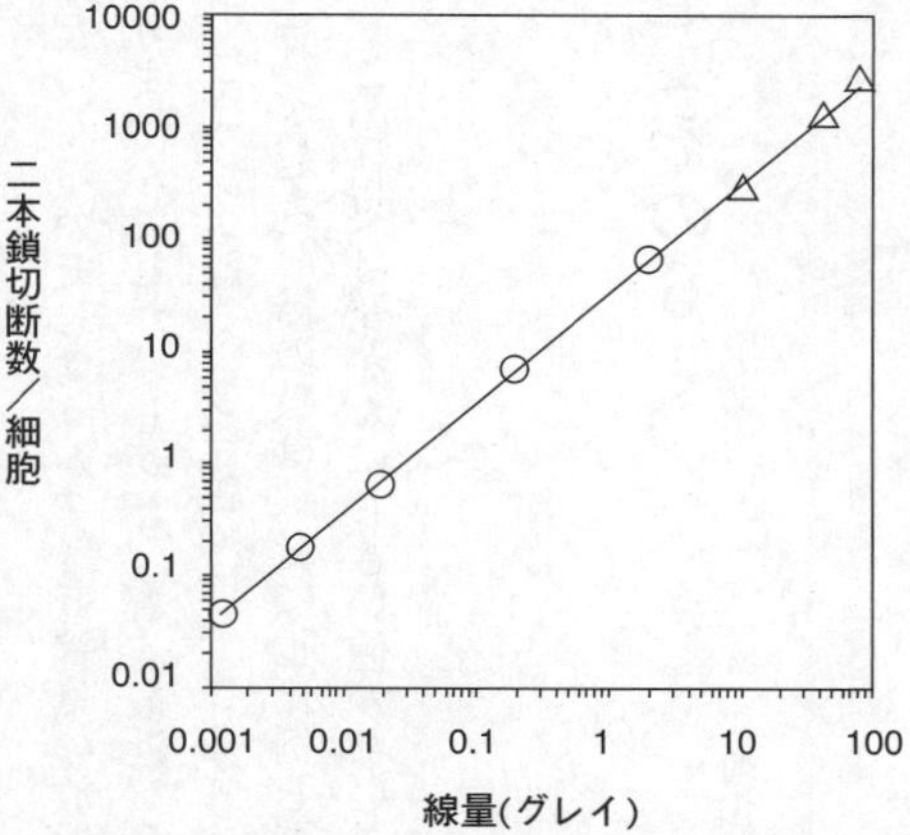

図38　放射線による二本鎖切断　線量—効果関係
（Rothkamm, K. et al. 注１より）

で、細胞は傷を治そうとします。その修復の過程は次項で説明しますが、二本とも同時に傷つけられると、修復に間違いを起こしやすくなります。そのために変異を起こし、がんの原因になることがあります。

この二本鎖切断を起こす放射線の量はどのくらいでしょうか？　低線量の放射線で二本鎖切断が起きるかどうか長い間わかりませんでした。しかし、ごく最近、公衆の一年間の被ばく限度の一ミリシーベルト（エックス線、ガンマ線では一ミリグレイと同じ。↓70放射線の単位）に近い線量でもこれが起き、傷の数は線量に正比例して増えることが証明されました（**図38**）（**注1**）。この結果は発がんにしきい値がないことの裏づけになると考えられます。

45　被ばくからがんへの道（その6）

——DNA損傷の修復

崎山比早子

DNAの複製の項で説明したようにDNAが新しく作られる場合には必ず古いDN

Aを鋳型にして、それに対になる塩基をつなげてゆきます。放射線によってできた傷を治す場合にも同様なしくみが働きます。一本鎖切断が起きた場合には、他の一本が鋳型となることができます。例えば**図39**に示すように一方のDNA鎖にある塩基のシトシン（C）に傷がついたとします。するとこのシトシンが切り出され、かわって新しい塩基がそこを埋めます。この場合何が入るかといえば、相手側の塩基がグアニン（G）ですから、そこには必ずシトシン（C）が入ります。損傷が数百の塩基に及び、これをすべて入れ替えなければならないとしても、鋳型のDNAがあれば間違いなく修復することができます。

しかし、二本のDNAの鎖が同時に切れてしまった場合には、治すための鋳型となる相手がありません。このような傷の治し方は、一つは**図40**のように、切断端同士をとにかくつないでしまうやり方です。このような場合にはそこにあった塩基が失われてしまうので変異が起きます。もう一つは、先に述べたように（↓42染色体とは？）細胞は同じ染色体を一対（姉妹染色体あるいは相同染色体という）もっていますからその同じ染色体の同じ部分を鋳型にして治す場合で、「相同組み替え」と呼ばれます。（**図40 b**）この場合には鋳型になるDNAがあるので間違いを起こさないで修復されます。しかし、二本鎖差切断の場合には、切れた端同士をつなぐ方が多いといわれています。

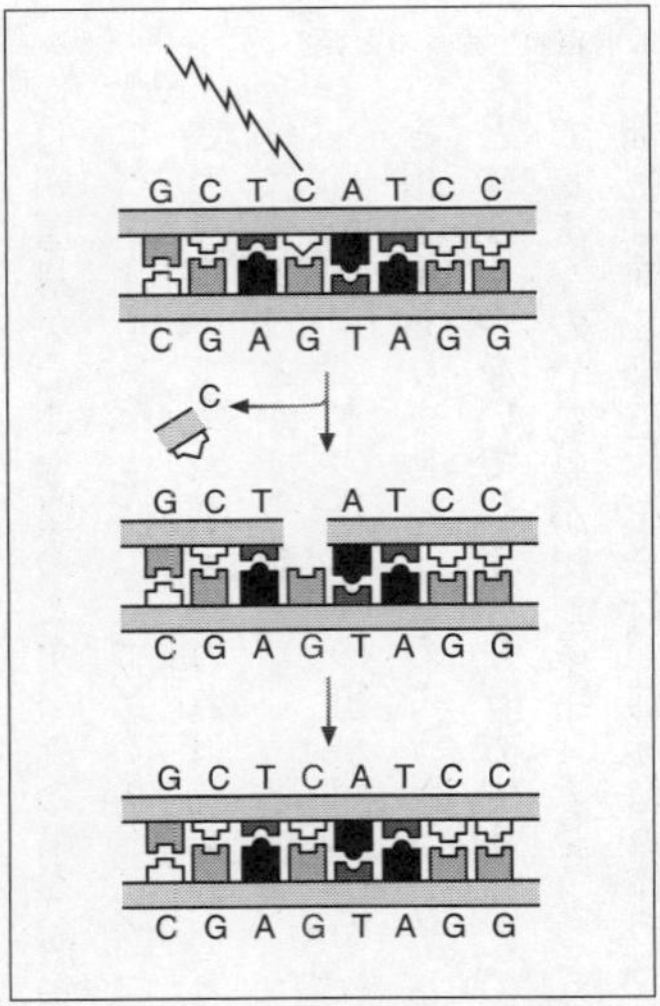

図39　一本鎖切断の修復

（Alberts, B. et al. 参考文献（１）より部分改変）

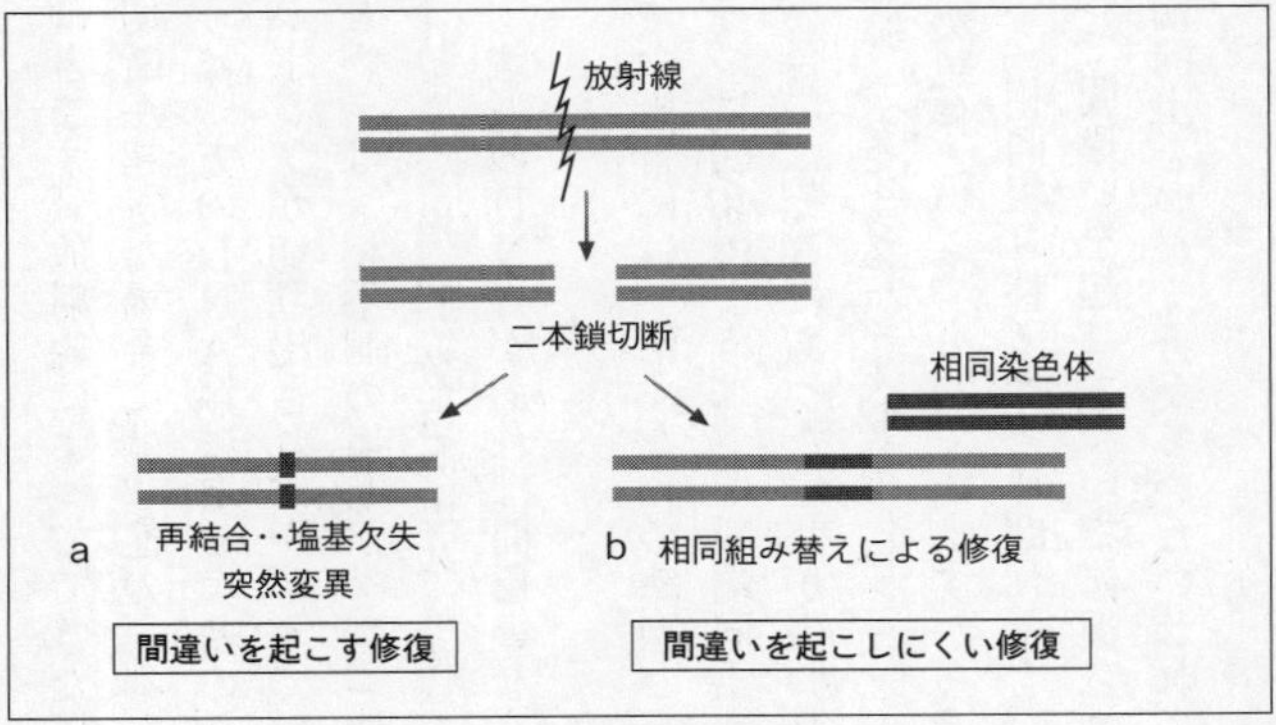

図40　二本鎖切断の修復

46　被ばくからがんへの道（その7）

——修復の間違いが発がんの発端に

崎山比早子

ＤＮＡの傷が間違えて治されたらどうなるでしょうか？　それはその間違いがＤＮＡ鎖のどこに起きたかによって違います。もしそれがたんぱく質を作る暗号部分であればそのたんぱく質の性質が変わったり、作られなくなったりします。すでに説明したように（↓43遺伝子からたんぱく質へ）、塩基は三個で一つのアミノ酸を指定します。もし、ここで塩基が一つ間違えられると、全く違うアミノ酸になってしまいます。例えば、人間ではじめて見つかった膀胱がんのがん遺伝子について見てみましょう。このがんでは二一五一個のアミノ酸からなるラス遺伝子の、一二番目のアミノ酸ＧＧＣ（グリシン）がＧＴＣ（バリン）になっていました。たった一個の塩基、ＧがＴに変化したためにたんぱく質の働きが活発になって細胞が増殖し続け、がん化したと考えられています。

また、塩基が欠けてしまったり、余計な塩基が入ったりして、その後の三文字の組み合わせが狂うと違うアミノ酸になったり、そのたんぱく質の合成が途中で止まったりします。

浜口庫之助作詞・作曲の「バラが咲いた」を使って説明しましょう。もとの歌詞「真っ赤な」を、ここでは便宜的に「赤い」と読み替えさせてください。

バラガ　サイタ　バラガ　サイタ　アカイ　バラガ

サビシ　カッタ　ボクノ　ニワニ　バラガ　サイタ

ラス遺伝子の場合には二文字目のラがカに変わってしまい、バカガ　サイタ　バラガ……となったとたとえられ、バラがバカに変わったために、細胞が際限なく増殖しだすことになります。また、ラが飛んでしまったら三文字の組み合わせ枠がずれて、

バガサ　イタバ　ラガサ　イタア　カイバ　ラガ

となり、意味をなさず、その結果たんぱく質の正常な働きが失われます。

逆に一字の挿入が起きても、やはり読み枠のずれがおきます。例えば余計なラが入ると　バララ　ガサイ　タバラ　ガサイ　タアカ　イバラ　ガ

となりやはり意味をなしません。

一文字の欠損や挿入を例に挙げましたが、数十から数百が欠損する場合もあり、これが細胞の増殖を抑える遺伝子に起きると、いつも増殖状態となりがんへの第一歩を

踏み出す可能性が生じます。

47 被ばくからがんへの道（その8）
――発がんと悪性化へのプロセス

崎山比早子

がん細胞が誕生するには、一つの遺伝子の変化では不十分です。細胞の分裂・増殖を促す遺伝子の働きが活発になったり、細胞の増殖を抑える遺伝子の働きが抑えられたりしただけならば、その細胞が増えて周囲の組織よりも盛り上がった、いわゆる**ポリープ**といわれる状態になります。この活発に増殖している細胞は、放射線を受けた細胞の子孫で、遺伝子が変わりやすい性質を持っています。これは遺伝的不安定性、あるいはゲノム不安定性とも言われています。なぜ不安定になるのかいろいろ仮説がたてられていますが、確かなことはまだよくわかっていません。

ゲノムが不安定な細胞は周囲の細胞よりも変異を起こしやすく、分裂を繰り返しているうちに正常な細胞が持っている性質を失うチャンスをより多く持つことになります。周辺の組織に浸潤したり、リンパ管や血管を通って遠くの組織に行きそこで転移巣を形成したりするようになるには、さらに多くの遺伝子の変化が積み重なって起きることが必要です。このようにがん細胞になるのは正常細胞から一足飛びに変化するのではなくて、階段を一段一段上るように遺伝子の変化が積み重なってゆくと考えられており、これをがん発生の多段階説と言います（**図41**）。放射線や発がん物質が作用してから、がんが検査で発見されるくらいに大きくなるまでに、数十年もかかる場合があるのは、このような発がんのメカニズムによると考えられます。また、環境中にはたくさんの発がん物質があるにもかかわらず、発がんの頻度が必ずしも高くないのは、細胞が最初の階段を上ったとしても、最後まで生き残るとは限らないためでしょう。

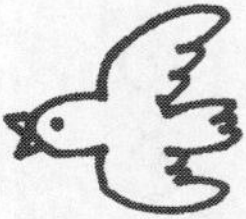

48　放射線をあびなくても遺伝子に傷がつく

――バイスタンダー効果

崎山比早子

放射線をあびた細胞だけでなく、あびていない細胞の遺伝子にまで傷がつく現象を**バイスタンダー効果**といいます。**傍観者効果**と訳される場合もあります。バイスタンダー効果が最初に報告されたのは五〇年以上も前のことです。それは、白血病患者の治療のために脾臓を放射線照射したところ、その患者の胸骨の骨髄細胞が傷害されたというものです。動物実験では、放射線を照射したラットから血液を採り、その血漿を照射していないラットに注射すると、そのラットに乳がんができました。その後類似の現象はいくつか発表されましたが、その本態がわからず、それほどの関心は持たれてきませんでした。

最近になってシャーレで培養した細胞を使って精密な実験ができるようになり、バイスタンダー効果は俄然研究者の関心を集めるようになりました。**図41-2**に示すように一つの細胞の核に放射線をあて、その細胞に隣接した細胞のDNAに傷がつくかどうかを調べると、その細胞には直接放射線が当たっていないにもかかわらずDNAに二本鎖切断が起きていました。これは、放射線にあたった細胞で何らかの物質が産生され、それが隣の細胞に入ってDNAを切ったと解釈されます。隣り合った細胞同士は非常に小さなトンネルのような穴（ギャップジャンクション）でつながっているので、それを通って隣の細胞にその物質が移動したと考えられています。

バイスタンダー効果は細胞同士が接していなくても起こります。シャーレで培養した細胞に放射線をかけて、その培養液を取り出し、放射線をかけていないシャーレの細胞に加えます。するとそのシャーレの細胞のDNAにも切断が起きます。このことから、DNA損傷を起こす物質は細胞の外にも分泌されることがわかりました。この物質が何であるか、まだはっきりとはわかっていませんがフリーラディカル（対をなさない電子を持つ分子で他の分子との反応性が高い。例えば活性酸素のようなもの）であることは間違いなさそうです。その実態が何であれバイスタンダー効果があるということは、放射線を受けた場合、照射の影響は照射された臓器だけでなく他所にも及ぶ可能性があることを示しています。また低線量の領域では、バイスタンダー効果を考慮すると、放射線のリスクは「しきい値なし直線モデル」より高くなります（↓図20のb）。

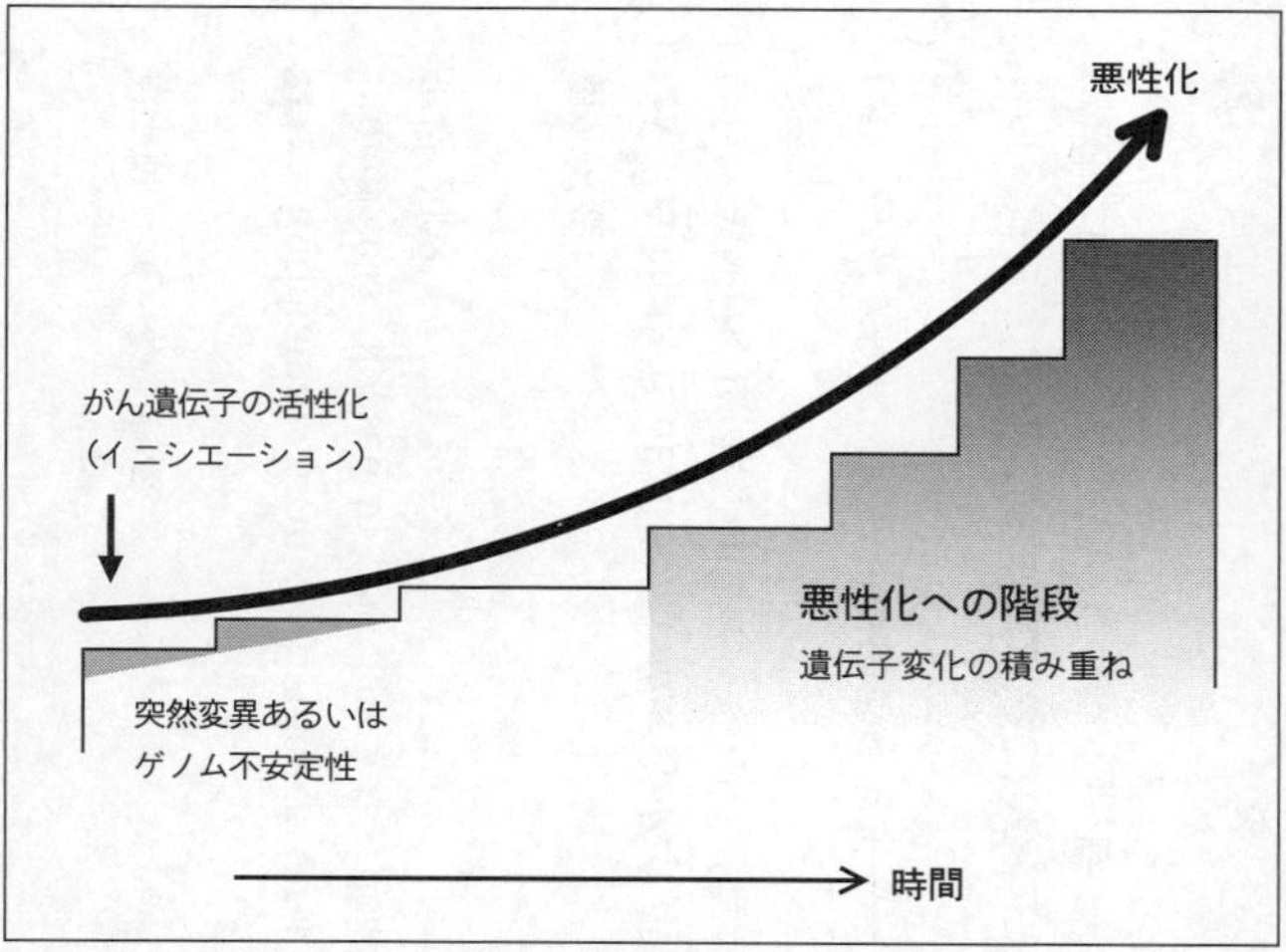

図41　発がんと悪性化へのプロセス

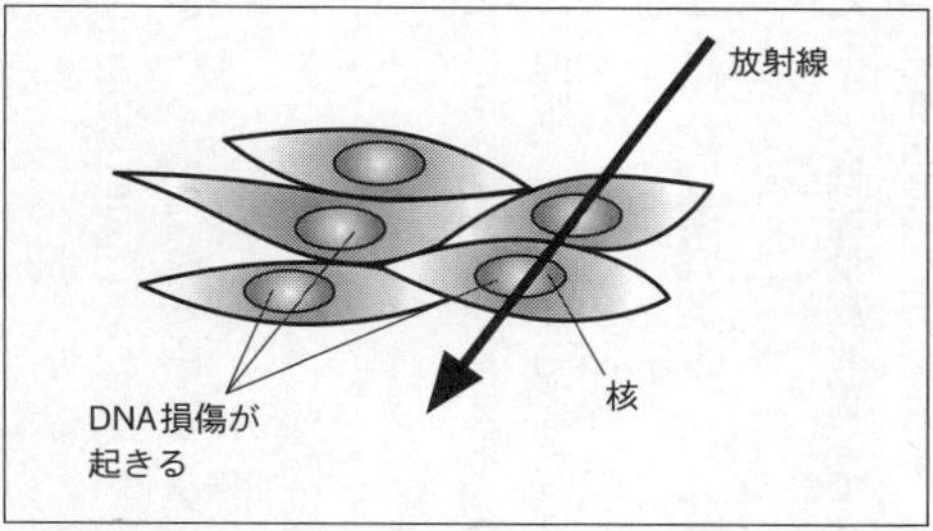

図41−2　バイスタンダー効果

第5章　注・参考文献

注1　Rothkamm, K. et al. Evidence for a lack of DNA double-strand break repair in human cells exposed to very low x-ray doses, *Proc. Natl. Acad. Sci. USA*, Vol. 100, 5057-5062, 2003.

参考文献

（1）Alberts, B. et al. *Molecular Biology of the Cell*, fourth edition, Garland Science, 2002.

（2）Alberts, B. 他、中村桂子他監訳『細胞の分子生物学』第四版、Newton Press、二〇〇四年

（3）黒木登志夫『新版がん細胞の誕生――人はなぜがんになるのか』朝日選書、一九八九年

（4）崎山比早子「低線量放射線の影響は過小評価されてきた?――低線量放射線でできた二重鎖DNA切断は修復されない?」『原子力資料情報室通信』三五四号、二〇〇三年

第６章 無用な被ばくを減らすには？

CT、レントゲンを今する必要があるのか？
他によい検査方法はないか？

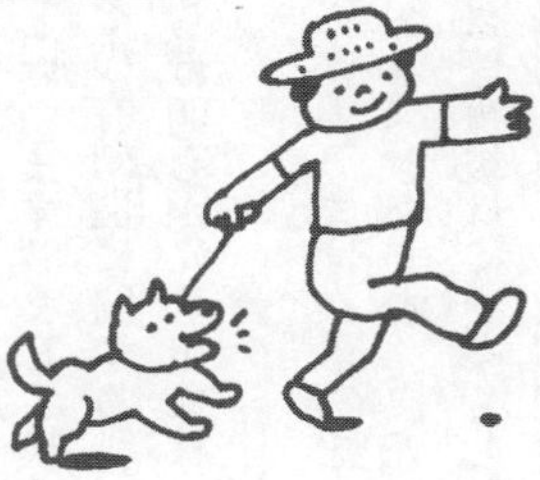

49 無用な被ばくとは？

崎山比早子

医療に使う放射線にはこれ以上受けてはいけないという限度が決められていないこ

とは既に述べました（↓4医療被ばく）。医療行為では職業被ばくと違って患者に利益がある場合もあるために、それを制限してはならないという考えからです。従って無用な被ばくとは、放射線診療が患者の利益にならないことを意味します。それでは何が患者の利益にならないか、という判断の基準はあるのでしょうか。放射線にはリスクがゼロになる安全な線量はありませんからそのリスクに比べて利益が小さい場合です（ここではあくまでも「診断」を対象にし、放射線による「治療」は対象にしません）。

英米などの健康問題を扱う政府機関やがん協会等の報告書では、健康な人が受ける全身CT検診、肺のCT検診は利益が上回るという証拠はないといいます。PET検診では、これを推進する機関から出されたガイドラインも、「その有効性に関する科学的データは蓄積されていない」と述べています。従ってこれらは明らかに無用な被ばくです。

病院に行くと診察をする前にまずレントゲン検査をするところがあります。診察をしてレントゲン検査が必要かどうかを判断するというのが本来あるべき姿です。検査が必要でなかったら、受けた放射線は明らかに無用です。さらに医療被ばくを多くしている原因の一つに医療過誤裁判に備えた「念のため」検査があります。また、後で述べるアンケート調査（↓54）でもわかるように、医師が必要ないと考えても親の強い希望で検査を行う場合もあります。今盛んにキャンペーンが行われているマンモグラフィも13で述べたようにがん検診によって死亡率が減らない上に、若い女性が受ける場合にはリスクが上回る危険性があります。高額なCT機器などを導入した医療機関が投資回収の経済的動機から検査を行う場合もあると医療関係者は述べています。

このような無用な検査を避けるために、患者はなぜその検査が必要なのか、リスクに比較して果たして利益の方が大きいのか、検査によって治療方法が変わるのか、納得できるまで説明を聞く必要があります。この比較のためには線量を測らなければなりませんが、日本では検査ごとの線量を記録している医療機関は非常に限られています。従って一般にはこの比較は行われていません。しかし、放射線専門家の多くがデータに基づかずに「利益のない医療被ばくはないという視点を忘れずに診療に当たることが必要である」（**注1**）、「生じるか否かわからないリスクを心配して必要な検査を行わないのはかえってマイナスである」（**注2**）等と主張します。このような見解は放射線のリスクに関する国際的合意に沿うものではありませんし、無用な被ばくを減らす方向性も示しません。

50　英国における医療被ばく低減対策の成果

崎山比早子

医療被ばくが日本の約七分の一である英国（↓2日本と世界の医療被ばく**図1**参照）では医療被ばくをどうとらえ、どんな対策を取っているのでしょうか。健康保護庁（HPA）の放射線防護部は、診断用の被ばくが人為的放射線被ばくの九〇％を占めること、検査による発がんのリスクが、診断により受ける利益よりも大きくなる可能性があることを指摘しています。そのため一九九二年から全国患者線量データベースを作成、五年ごとに報告、最新のものは二〇〇一年から二〇〇六年までの結果です。全国三一六の病院と歯科医から報告された約三〇万件の線量測定記録が集計されています（**注3**）。大人は四〇種類、子どもは三種類の検査に関して、患者の年齢、体重、身長、機器に関する情報、撮影条件、検査当たりの線量等々を様式に従って細かく記載しHPAに報告します。HPAは各種の検査に対して基準となる線量を規定しそれからはずれている検査室があると注意を促します。それによって病院間、検査室間の格差を少なくすることに成功しました（**図42**）。二〇〇五年には検査当たりの線量が

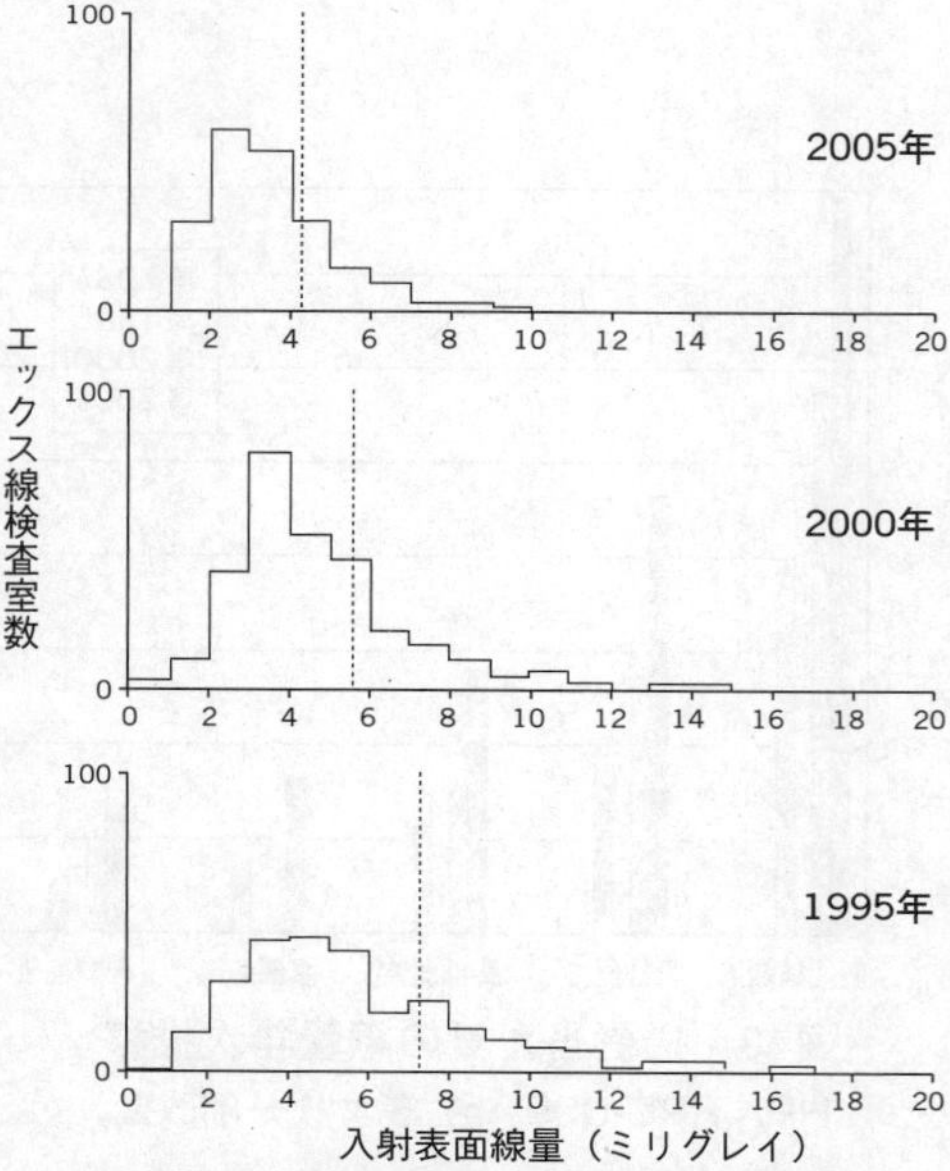

図42　腹部撮影の被ばく線量推移
（HPA-RPD-029　**注3**より一部改変）

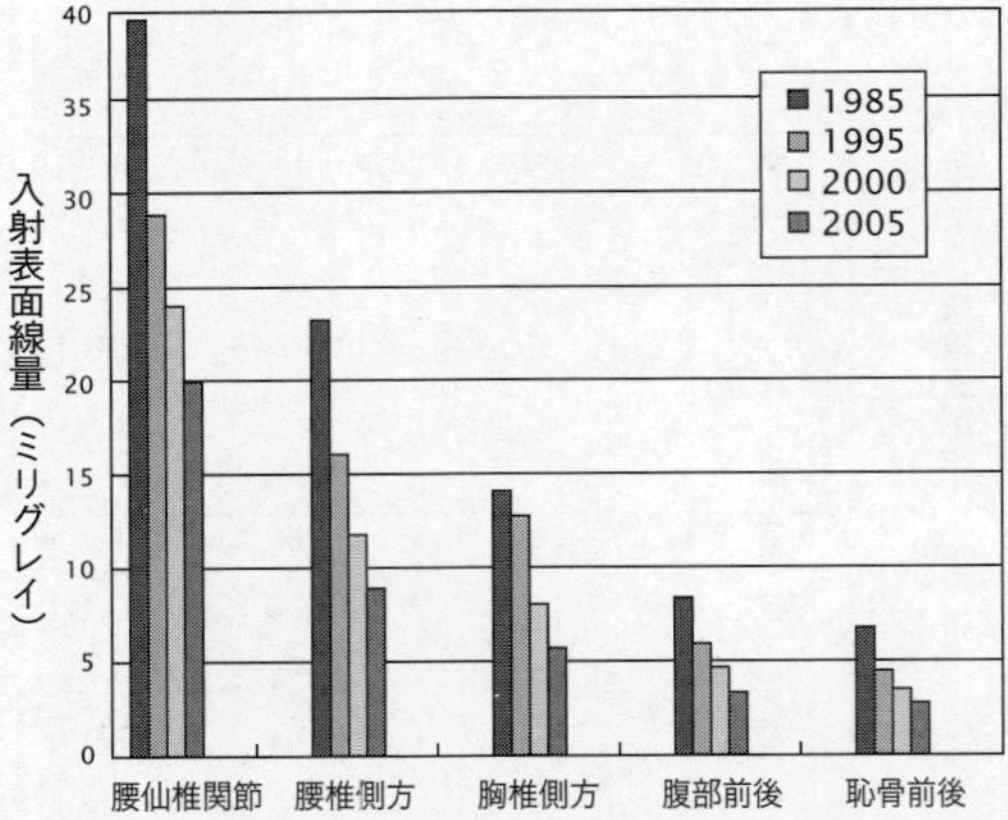

図43　撮影当たりの線量年次推移
（HPA-RPD-029　**注3**より一部改変）

一九八五年の約半分になっているものもあります（**図43**）。機器の改良に加え検査ごとに線量を測って記録し、基準値と比較したり、効率を考えることが一般に行われるようになり、被ばくへの認識が広まったことが大きく貢献していると分析しています。一回の線量が少なくなっても検査の回数が増えれば全体的な被ばく線量は減りません。英国における被ばく線量が低くなっているのはその頻度が低いためでもあります（**注4**）。

51　CT検診に対する英米の取り組み
——日本と比較して

崎山比早子

英国でもCT検査は過去二〇年間で二倍になり検査による被ばくの四七％に達しました。健康保護庁（HPA）は「環境放射線の医学的側面に対する委員会（COMARE）」が行った健康な個人に与えるCT検査の影響についての評価報告書を公開しています（**注5**）。その中ではCT検診を部位別に多方面から評価し結論として、一、がんを見落としたり、がんではないのにがんと誤診する可能性があること、二、特に後者の場合には、リスクを伴う上何の利益もない検査を受けなければならない羽目になること、三、医療者は以上のことを患者に十分説明する義務があること、四、放射線を使うすべての医療行為は利益がリスクを上回り、最適な線量で行われなければならない（正当化）という規制があること、五、全身と肺のCT検診は、利益がリスクを上回る証拠がないので直ちに中止すべきであること、等を勧告しています（↓12CT検診）。そのうえ全身CT検診に反対の声明を出している各国の機関名も紹介しています。症状のない人のCT検診に対するこの評価は二〇一一年においても変わっていません。

米国では、食品医薬品局（FDA）が「全身CT検査――あなたが知っておかなければならないこと」と題し「症状がない人の検診は、それによって寿命が延びたという証拠がない。被ばくは通常のエックス線検査の数百倍にもなり、必ずリスクが伴う」と注意を促しています（**注6**）。国立がん研究所（NCI）の「放射線と小児CT――健康管理者のためのガイド」（**注7**）は、CT検査件数は過去一〇年間で七倍となり線量では医療被ばくの六五％を占めていると述べた上で、子どもの放射線被ばくで特に注意すべきことを挙げています（↓20子どものCT検査はなぜ危険か）。特記すべきは「放射線には、がんのリスクがゼロで安全であるという線量は存在しないという合意が国際的に成り立っている」ことを明記していることです。子どものCTによる被ばくは社会問題であるという認識の上に立って、広く医師や放射線技師等にCT被ばくを最小限に抑えるための注意点を挙げ協力を呼びかけています。

さらに米国国立衛生研究所（NIH）ではエックス線CT機器メーカーに対しても被ばく低減のための対策を要請しています。それは、NIHで使用するCT装置と放射線を使用する画像装置に、検査を受けた場合の線量を患者の電子カルテに記録できるようなソフトを取り付けるように要求したことです。線量を自動的にカルテに記録することによってどのくらい放射線検査を受けているのかを理解し把握することができます。

この方針により影響を受けるメーカーの中に日本の東芝メディカルなど放射線機器をNIHに納入している業者も含まれます。機器メーカーがNIHに患者の被ばく線量をすべて電子カルテに記載することができる装置を納入するようになれば、その影響は大きく、広く他の病院にも波及してゆくでしょう。NIHの方針が変わったのは、米国に於いて全がんの一・五から二％がCT検査によるという最近の研究結果によるものです。

日本ではどうでしょうか？　医療被ばくが断然世界一といわれてから一〇年近く、厚生労働省はいまだに医療被ばくを扱う部門を作ろうとしていませんし、被ばく線量も把握されていません。リスクと利益を比較した科学的検証を行おうとする研究者も現れていません。日本医学放射線学会などからは「小児CTガイドライン――被ばく低減のために」（注8）が出されてはいます。しかし、その中には「CT検査による利益に比べれば、被ばくによる個人的リスクは少ないものです」と述べられています。「被ばく低減のために」という目的のためのガイドラインに、証拠も示さずこのように書くことが被ばくを低減する力になるでしょうか？　英、米の被ばく低減のための真剣な取り組みに比較して、いかにも無策です。

52　高木学校で行った「医療被ばくアンケート調査」――方法とねらい

崎山比早子

英国の例で明らかなように、行政レベルで低減への取り組みが行われれば、医療被ばくを減らすことは可能です。日本は世界でも突出して医療被ばくが多く、放置すれば無用な被ばくのために将来がんになる人が増える心配があるにもかかわらず、行政には医療被ばくを監督・管理する責任部署がない上、医師にも組織的な低減への取り組みが見られません。検査を受けるのは市民ですから、自分たちの問題として関係者に働きかけてゆく必要があります。医療被ばくを減らすために市民サイドでできることは何かを探るために、市民と医療関係者の声を集めてみました。

子育て中の母親、妊婦、妊娠を希望している女性など検査を受ける市民側の声を聴くためのアンケートを「妊婦・子育てを応援するWEBコミュニティー」〝ベビーコム〟と共同でベビーコムのホームページ上で実施しました。期間は二〇〇七年九月から一二月までの三カ月間です。回答数は六七名でした。参考になるご意見もたくさん頂きました。

医療現場の問題は、その実態を知り、医療従事者と協力して被ばく低減のために何が可能かを考えるために、二〇〇七年一〇月に回答期間を約一カ月として、東京都内にある二〇床以上の病院の小児科医と診療放射線技師を対象に郵送によるアンケート調査を行いました。

小児科医へは、被ばくに対する現状認識と放射線検査をどのように行っているか、被ばく低減のための対策などをうかがいました。依頼数一九六件に対して二六件の回答がありましたので、回収率は一三・三％でした。

また、実際に検査をする診療放射線技師へは、機器の管理、線量低減への取り組み等をうかがいました。依頼数二五二件の内二六件の回答がありました。回収率は一〇・三%でした。アンケート回収率としてはどちらも少ない数字ですが、回答してくださった方々は医療被ばくに関心が高いと思われ、平均的な意見とは異なる可能性があります。今後、一般的な傾向を知るためには回収率を上げる必要があり、医療従事者と協力して行うなどの工夫が必要かと思われます。

これらアンケート調査結果の要約は次項以降に述べますが、『高木学校第11回市民講座報告集』と高木学校ホームページ（**注9**）に収録しましたので参考にしてください。お忙しいなか、アンケートに応じて下さった小児科の先生、放射線技師の方々、WEBからたくさんの声をお寄せ下さったみなさまに感謝します。

53 高木学校・ベビーコム共同アンケート調査結果より

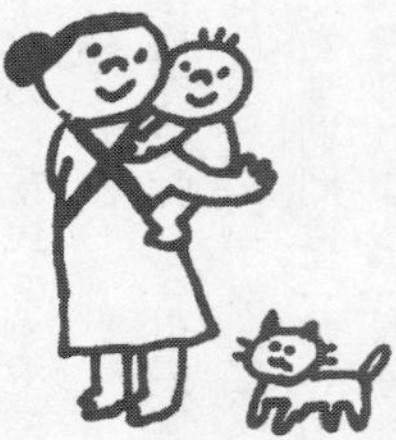

瀬川嘉之

妊娠経験のある方や妊娠を希望している方の医療被ばくに関するご経験やご意見を

聞いてみたいという意図から、「妊婦・子育てを応援するWEBコミュニティー」〃ベビーコム〃との共同アンケートを実施しました。回答数は六七名で、育児中つまり妊娠経験のある方の回答が三分の二に近く、妊娠前の方一九名、妊娠中の方は一〇名でした。年齢は二〇代後半から三〇代前半が三三名、三〇代後半から四〇代が三四名でした。主婦が二七名に対し、何らか働いている方が四〇名で、中でも専門職が一二名でした。

アンケートでは次の項目についてうかがいました。一、医療被ばくについての知識と不安、二、医師・技師への質問とそれに対する対応、三、検査の時に妊娠を聞かれることについて、四、放射線以外の検査の選択、五、その他ご意見の自由記述。

回答者は医療被ばくに関心が高いと思われるにもかかわらず、CT、マンモグラフィに放射線を使うことを知らない方がそれぞれ四分の一以上、三分の一以上でした。**CT、マンモグラフィはエックス線を使用することをもっと広く知らせることが必要でしょう。**

妊娠や赤ちゃんへの影響について不安に思っている方は四分の三と多く、赤ちゃんへの影響をもっとも心配しています。検査の線量では奇形や流産・不妊の可能性はごく少ないのですが、やはり気にしています。そうした不安について、なかなか医師や技師には聞きにくいようです。理由として「聞いても答えが想像できる」と答えているのが印象的でした。特に線量を聞いたことがある方は限られていました。「影響はない」との医師の説明に対し、納得する・しない・どちらとも言えないに分かれましたが、納得するとした四分の一の方々も「医者・専門家の意見だから」「他にどうしようもないから」としているのが医療の状況を物語っています。

多くの方々が妊娠しているかどうか医師や技師から聞かれたことがあり、張り紙を見たことがあるようです。不安を抱かせないために妊娠しているかどうか医療側から聞かないようにしようという最近の動きには、ほとんど全員が聞かれたほうがよいと答えています。**放射線を使わない検査があればそちらを選びたいとする方も三分の二になりました。**どちらとも言えないとする方は「検査の精度が問題」だとしているのが目立ちました。自由記述欄の意見からは、とにかく知識・情報と説明が求められていることがわかります。医療関係者や放射線専門家のきめ細かい対応が必要です。

54　小児科医へのアンケート調査——医師の困惑

奥村晶子

医療現場で診療にあたる小児科医師は、医療被ばくをどう捉えて対応しているのか、このアンケートで貴重な声を伺うことができました。

一番印象的なのは、患児の親が強く要望するため不要なCT検査をせざるを得ない医師の困惑です。回答から医師像を探ると、【日本で医療被ばくが多い】ことについて、二六名中一八名が「減らすよう努力すべきだ」と考えています。【放射線検査を行う場合】前提として不必要な検査はしないという姿勢でした。【子どもにCT検査をする場合】二四名が「被ばく線量を考慮する」を選び、「子どもは放射線に感受性が高いから当然考慮する」と考えています。しかし【必要ないと判断した放射線検査を患児の親が無理に頼んだ場合】では「無理に頼む親はいくら説明しても納得しない」「親が納得していないで万一何かあった場合、裁判で負けるので」という声があり、親の要望に沿う形が大勢を占めています。「取りあえず検査をしておけば安心」という患者の意識とそれに沿わざるを得ない医師の事情が医療被ばく低減に待ったをかけているようです。

次に、医療被ばくのリスクが正しく理解されていないという問題があります。【放射線の健康影響について大学で講義を受けましたか】では「受けなかった」が三割を占め、講義時間数も「一、二時間」から「十時間」「不明」とばらつきがあり、講義の印象は薄いようです。日本放射線影響学会の調査（**注10**）も、放射線に関する医学教育について、時間・教員・テキストの不十分さを指摘しています。その上CT機器のように被ばく線量の高い装置や新しい技術の開発が目白押しで、次々と時代に即応した知識・情報の収集に迫られる状況です。【しきい値なし直線モデルを考慮に入れて診療に当たっていますか】で「考慮している」のは半数以下でした。子どもの被ばく線量はほとんどの方が考慮しているのに、そのリスクの根拠となるしきい値なし直線モデルは周知されていないという矛盾があります。しきい値なし直線モデルとは、どんなに低線量でも放射線のリスクはあるというものです。この考え方に基づけば「この検査は安全です」という通り一遍の説明は通用しません。検査のリスクと利益を、患者に説明し同意を得る必要があります。患者はリスクを引き受けた上で検査に臨むことになります。ここに被ばく低減の〝しきい〟の高さがあります。医療には他にも切羽詰った問題が山積みですが、医療被ばく低減活動はひとつの問題解決の糸口になると思います。

55　放射線技師へのアンケート調査——技師の悩み

奥村晶子

放射線技師へのアンケートは回収率一〇・三％で、小児科医回収率の一三・三％をさらに下回る数字でした。しかし自由記入欄には医療被ばくへの意見や提案を数多くいただき、回答された方の関心の高さとともに、医師と患者の間で悩みの多い様子もうかがえました。

【患者が放射線検査に不安を訴えた場合】図44のように対処しています。「説明マニュアルに基づいて低線量だから心配ないと説明する」「患者によりケースバイケースで説明方法を変える」とあり、状況に応じて使い分けているようです。「しきい値なし直線モデルに従って検査のリスク・利益を天秤にかけた説明をする」も一件選ばれており、被ばく低減意識が示されています。次に【しきい値なし直線モデルを考慮に入れて診療に当たっていますか】では「考慮している」二一、「考慮しない」四という回答で、しきい値なし直線モデルの考え方自体は全員ご存知でした。「低線量でもリスクはゼロではないと考える」という意見と「しきい値なし直線モデルを診療放射線にあてはめてはならない」という意見に分かれます。「どちらか断定できないが安全側に立って考えるようにしている」という心強い意見もありました。それにもかかわらず「患者は専門的な情報を与えられると不安になるので」という思いから「低線量だから安心」という説明が主流となっているのが現状です。この矛盾点が、アンケートに答えにくい（回収率が低い）原因ではないかと感じました。「安全」「安心」を安易に振りかざす社会は決して「安心」できるものではないと思います。

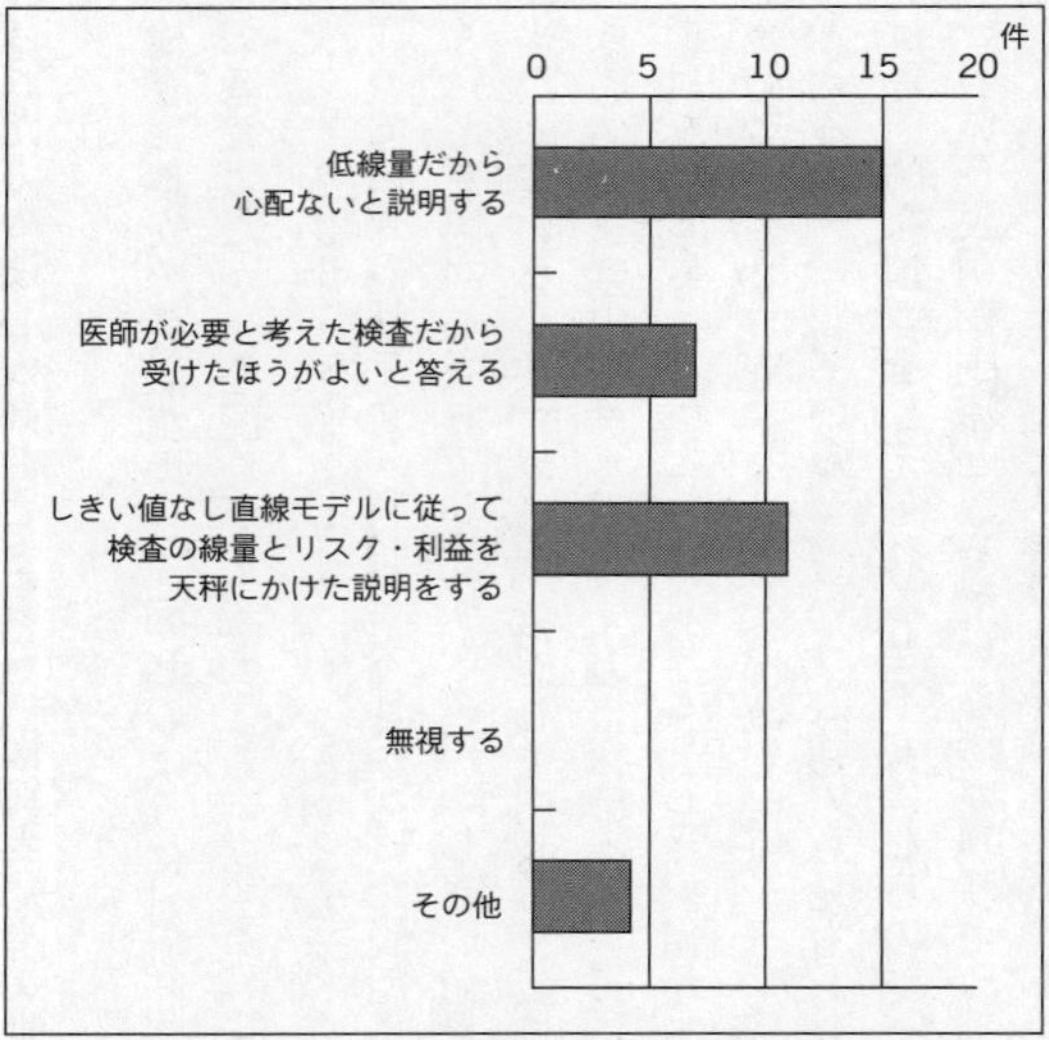

図44　放射線検査に不安を訴える患者への対処

「検査数の確保という病院経営上の問題」や「多忙な医療現場の現状の問題」「医療訴訟に備えてせざるを得ない検査の問題」など様々な声が寄せられており、にわかに解決はできません。が、アンケートを集計して「無駄な被ばくはさせたくない」という共通の思いが伝わってきました。どこからが無駄なのか、科学的根拠を探るための調査研究が早急に必要です。

56　横浜労災病院訪問記
――医療被ばく低減認定施設第一号

崎山比早子

医療被ばくを少なくするには検査の回数と、検査一回当たりの線量を減らすことです。検査をするかどうかは医師の判断、線量を減らすのは放射線技師の仕事になります。

日本は世界一の医療被ばく大国と大きく報道されてから九年以上たちますが、医師の側からは医療被ばくを低減するための組織的な動きは見られていません。日本診療放射線技師会（以下技師会）では、医療被ばく低減の取り組みを行っています。同じ検査でも病院により一〇倍も線量が違う場合があることは、技師会も認めています。技師会による医療被ばく低減施設認定事業は、病院間の線量格差をなくし、低減することが目的です。医療被ばく低減に必要な項目を挙げ、条件を満たしているかどうか審査を行い認定します。二〇〇五年に認定を希望した病院は全国で一六施設、認定第一号が神奈川県の横浜労災病院です。被ばく低減の努力を知るため、平成三年開設、六五〇病床の横浜労災病院を見学しました。

放射線科には患者さんの被ばくに対する相談窓口が設けられています。相談の基礎になるのは各臓器の被ばく線量のデータです。人と同様に放射線を吸収する材料で作った人体模型（ファントム）の中に線量計を入れて照射し、各臓器がどのくらいの放射線を吸収するかを測定した臓器線量の一覧表があります。そして、検査技師の誰が担当しても一様に線量の低減ができ、解像度の良い像が得られるように撮影検査マニュアルを用意しています。病院全体の放射線診療従事者を対象に「放射線安全教育講習会」も行っています。

被ばく低減のためには、線量がどのくらいであるかを測る必要があります。それには高額な機器を必要とし、多くの労力、時間がかかるうえ、診療時間外にその作業を行わなければなりません。資金や労力を投入してでも被ばく量の低減化を図るという

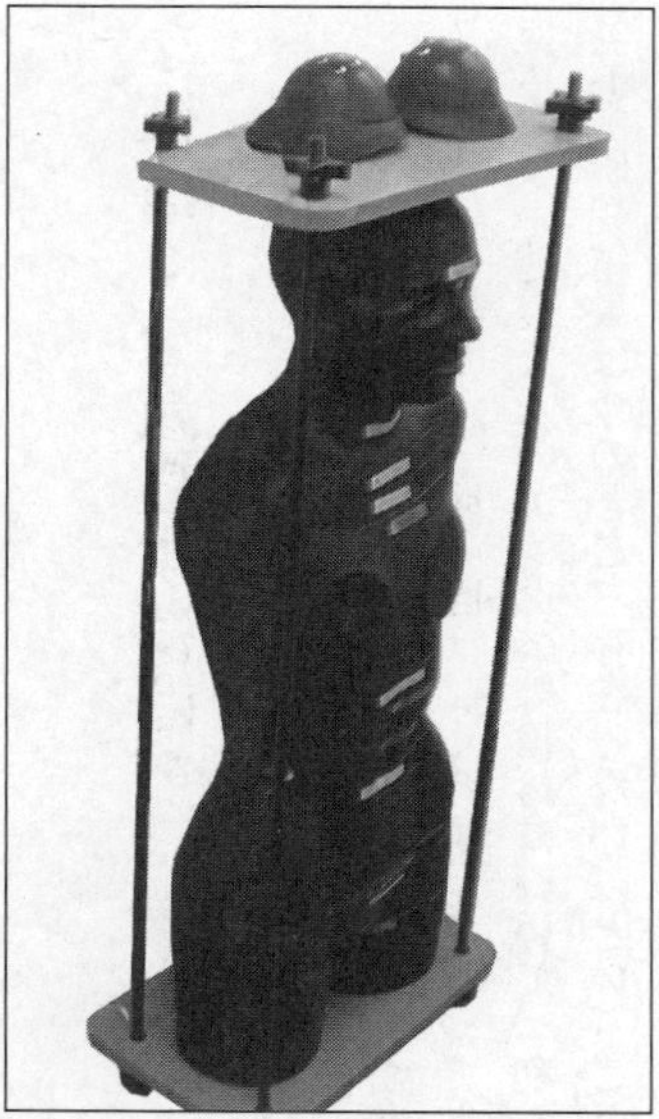

横浜労災病院の人体模型

体制を作るには、放射線技師はもちろんのこと病院全体の理解と協力が必要です。認定が病院の増収につながらないといわれるなか、低減施設は徐々にですが増えています。**全国の医療被ばく低減施設**は日本診療放射線技師会のＷＥＢ（**注11**）で検索可能です。

57　無用な被ばくを減らすには？

崎山比早子

無用な被ばくをしないために一人一人が頭に入れておく必要があることは、医療被ばくには必ずリスクが伴うこと、一回一回はごくわずかであっても被ばくの障害は蓄積すること、症状のない健康な人のエックス線検診について、利益の方がリスクよりも大きいことを示す研究結果は今のところ存在しない、ということです。ＣＴ検査が頻繁に行われ、胸のエックス線集団検診などが廃止にならないのは、それが健康にとってプラスというより業界の都合によるものなのです（**注12**）。

医療被ばくを減らすために患者個人でできることには限界があります。英国において行政レベルで行われている対策とその成果は先に紹介しました（↓50英国における医療被ばく低減対策の成果）。線量を記録し、注意することがいかに被ばく量低減に有効であるかを示しています。他にも英国王立放射線医会刊行の一般医向けのガイドラインには一般医が放射線検査を行う時に確かめるべき注意事項が挙げられています（注13）。

一、同じ検査がすでに行われていないか？
二、その検査をする必要があるのか？
三、その検査は今、する必要があるのか？
四、その検査は最良の検査方法か？
五、患者に放射線検査の問題点を説明したか？
六、検査回数が多すぎないか？

医師たちが検査前にこのようなことを自問したら、多くの無用な被ばくをなくすことができるでしょう。アンケート調査で分かるように、日本にも被ばくのリスクを心配し、なるべく放射線検査をしないという医師はいます。しかし全体から見ればごく僅かです。また日本診療放射線技師会では必要最小限の線量で検査するように低減努力をしていますが、その認定病院の数は限られています。一方放射線機器は増加し続けているので、強力な対策がない限り検査回数の減少は望めないでしょう。無用なCT検査・エックス線検査を受けさせないためには、どのようなときの検査が正当化されるのか、その基準を示すガイドラインが必要です。現在の小児CTガイドライン**（注8）**は撮影条件を適正にする面に限られ、検査の正当性の基準を示すものではありません。さらに驚くことは放射線のリスクについても明らかに間違った説明をしています。ガイドラインの最後に五歳の女児が頭を強く打ってレントゲン検査を受けたが異常なしと言われた、にもかかわらず自分が希望してCT検査を受けさせてしまった、後からがんにならないか心配をしている、という相談例が載っています。これに答えて次のような回答が載せられています。「……ご心配の放射線と発がんについてですが、確かに広島・長崎の原爆被ばく者のように、大量の放射線を一度に浴びると、がんの増加が認められます。しかし、頭部CTでお子様に当たる放射線量は非常にわずかです。CTの被ばくが原因でがんになったと言う報告はありません。また、放射線検査を受けた影響があとあとまで蓄積されることもありません。（……後略）」。この回答で特徴的なのは線量を明らかにしないことです。例えば「大量の放射線を一度に浴びると」とありますが大量とはどのくらいの線量なのでしょうか？　普通「大量の放射線を一度に浴びると」と言えば急性障害を発症するような線量を想像します。そのくらい放射線をあびないとがんは出ないというのであればこれは明らかに間違いです。発がんにはこれ以下ならばがんにならないという境界の線量すなわち「しきい値」はないというのが国際的に合意された事項だからです。

　CT検査による線量は非常に僅かといっていますが21項に紹介した英国の論文によれば五歳の子どもですと二八ミリシーベルトの被ばくになります。同論文によればこの線量で白血病の発症はCT検査を受けなかった子どもの約二倍になります。このガイドラインは二〇〇五年に書かれたものですからこの論文はまだ発表されていませんでした。しかし、その時までCT検査と発がんの関係を調べた論文はなかったのですから正確には「CT検査によってがんが発生するかどうかは調べられていません」と答えるべきでしょう。また「放射線検査を受けた影響があとあとまで蓄積されることもありません」という記載は明らかに間違いであり、悪質です。ガイドラインを書いたのは放射線科医ですから、仕事をする際には線量計をつけてすべての被ばく線量を積算しているわけで、その行為と矛盾します。放射線のリスクが蓄積しないと考えているのでしたら、検査の回数を減らす努力などするはずもないわけです。

日本の医療被ばくが多い原因は本当に根が深いと思われます。だからといって諦めるわけにはいきません。医療従事者がしないのであれば、受ける側がしっかりとリスクを認識し制度を変えて行くほかはないでしょう。

　小児科に限らず検査が正当であるかどうか厳しく問う基準の設定を強く求めなければなりません。

【参考】　日本診療放射線技師会の医療被ばく低減認定施設一覧

（医療被ばく低減認定施設については、日本診療放射線技師会のWEBサイト
http://www.jart.jp/activity/teigenshisetu.html　参照）

医療法人孝仁会　星が浦病院（北海道釧路市星が浦大通3丁目9番13号）
社会医療法人孝仁会　釧路孝仁会記念病院（北海道釧路市愛国191番212）
市立横手病院（秋田県横手市根岸町5番31号）
医療法人社団愛友会　上尾中央総合病院（埼玉県上尾市柏座1－10－10）
獨協医科大学越谷病院（埼玉県越谷市南越谷2－1－50）
社会福祉法人恩賜財団済生会支部埼玉県済生川口総合病院
独立行政法人労働者健康福祉機構　横浜労災病院
（神奈川県横浜市港北区小机町3211）
昭和大学藤が丘病院（神奈川県横浜市青葉区藤が丘1－30）
昭和大学横浜市北部病院（神奈川県横浜市都筑区茅ヶ崎中央35－1）
国家公務員共済組合連合会　平塚共済病院（神奈川県平塚市追分9－11）
医療法人新都市医療研究会「君津」会　玄々堂君津病院
（千葉県君津市東坂田4丁目7番20号）
医療法人社団協友会人間ドッククリニック柏

東京慈恵会医科大学附属病院（東京都港区西新橋3－19－18）
東京慈恵会医科大学附属第三病院（東京都狛江市和泉本町4－11－1）
国立がんセンター　がん予防・検診研究センター（東京都中央区築地5－1－1）
順天堂大学医学部附属　順天堂東京江東高齢者医療センター
（東京都江東区新砂3丁目3番20号）
昭和大学病院（東京都品川区旗の台2－4－1）
社団法人社会保険中央総合病院
長野県立こども病院（長野県安曇野市豊科3100）
社会医療法人財団慈泉会　相澤病院（長野県松本市本庄2－5－1）
赤津整形外科クリニック（長野県安曇野市三郷明盛4697－1）
社団法人山梨勤労者医療協会甲府共立病院（山梨県甲府市宝1－9－1）
常葉リハビリテーション病院（静岡県浜松市根洗町130）
福井県立病院（福井県福井市四ツ井2－8－1）
医療法人社団　勝木会　やわたメディカルセンター（石川県小松市八幡イ12－7）
社会医療法人生長会　ベルランド総合病院（大阪府堺市中区東山500番地の3）
大阪厚生年金病院（大阪府大阪市福島区福島4－2－78）
兵庫県立塚口病院（兵庫県尼崎市南塚口町6－8－17）

医療法人社団顕鐘会　神戸百年記念病院
（兵庫県神戸市兵庫区御崎町1－9－1）
財団法人津山慈風会　津山中央病院　（岡山県津山市川崎1756）
市立三次中央病院　（広島県三次市東酒屋町531番地）
独立行政法人国立病院機構　関門医療センター　（山口県下関市長府外浦町1番1号）
特定医療法人泉和会　千代田病院　（宮崎県日向市鶴町2－9－20）
独立行政法人国立病院機構　鹿児島医療センター　（鹿児島県鹿児島市城山町8－1）
独立行政法人国立病院機構　九州がんセンター
（福岡県福岡市南区野多目3－1－1）
社会医療法人財団白十字会　白十字病院　（福岡県福岡市西区石丸3－2－1）
JR九州病院　（福岡県北九州市門司区高田2丁目1－1）
社会医療法人財団白十字会　佐世保中央病院　（長崎県佐世保市大和町15番）

第6章　注・参考文献

注1　第六六回日本医学放射線学会・第六三回日本放射線技術学会　医療被曝の情報共有化と患者対応を議論、Medical Tribune 二〇〇七年七月五日

注2 日本放射線技術学会、医療放射線防護連絡協議会「CT検査による被ばくの現状」平成一九年度市民公開シンポジウム、二〇〇七年一一月

注3 Hart, D. et al. *Doses to patients from radiographic and fluoroscopic x-ray imaging procedures in the UK-2005 Review, HPA-RPD-029.*
http://www.hpa.org.uk/radiation/publications/hpa_rpd_reports/2007/hpa_rpd_029.htm

注4 Hart, D. et al. *Radiation Exposure of the UK Population from Medical and Dental X-Ray Examinations, NRPB-W4*, 2002.

注5 Elliot, A. et al. The impact of personally initiated X-ray computed tomography scanning for the health assessment of asymptomatic individuals, *Committee on Medical Aspects of Radiation in the Environment* (*COMARE*), COMARE 12th Report 2007.
http://www.comare.org.uk/comare_docs.htm

注6 Levis, C. Full-Body CT Scans: What You Need to Know, US Food and Drug Administration, *FDA Consumer magazine*, November-December 2001.
http://www.fda.gov/fdac/features/2001/601_ct.html

注7 Radiation & Pediatric Computed Tomography (CT): A Guide for Health Care Providers, National Cancer Institute, The Society for Pediatric Radiology.
www.cancer.gov/cancertopics/causes/radiation-risks-pediatric-CT

注8 小児CTガイドライン——被ばく低減のために、社団法人日本医学放射線学会、社団法人日本放射線技術学会、日本小児放射線学会、二〇〇五年二月
http://www.nv-med.com/jsrt/pdf/2005/61_4/493.pdf

注9 高木学校ホームページ http://takasas.main.jp

注10 日本放射線影響学会将来計画委員会「『医学教育における基礎放射線学の教育』に関するアンケート結果とそのまとめ」二〇〇五年一二月

注11 財団法人日本放射線技師会 医療被ばく低減施設
http://www.jart.jp/BK2013/surveillance/index.html

注12 近藤誠著『それでもがん検診うけますか—専門医が教える本当の話』(文春文庫、一九九九年)は、検診のリスクを詳細に検討している。近藤誠氏は、検診を「人間ドックなどで行う健康で無症状の人が行う検査」と定義し、これは、百害あって一利なしであるから「おやめなさい」と主張する。検診で何か異常が見つかると、精密検査に廻される。その精密検査に伴うリスクはかなり大きく、極端な場合には死亡してしまうケースもある。このような医療事故はそれほど珍しくないことを数字を挙げて説明しており説得力がある。これを読むと放射線被ばくのリスクを考慮しなくても、検診に伴うリスクは利益を遥かに上回ることが理解できる。

がんは早期に発見し、早期に治療すれば治癒率が上がるという概念は一般に根強く浸透し

ているが、果たしてそうだろうかと氏は疑問を投げかけている。早期に発見されたと称される小さながんは、本当のがんではなくて「がんもどき」である可能性があり、放っておいても天寿を全うするまで悪性化しないかもしれない。もしそのようながんを、早期発見したとして手術すれば、その手術は無駄に行われたことになるという。氏の「がんもどき」論は、悪性腫瘍と良性腫瘍の定義を曖昧にしたまま進められている感があり、それが、がん研究者の批判を浴びているという面も否めないが、医療界が検診制度をどのように操っているかが興味深く書かれており、これから検診を受けようと思っている方へ、ぜひ一読をお勧めする。

注13　Royal Collage of Radiologists, *Making the Best Use of a Department of Clinical Radiology Guidelines for Doctors*, Fifth Edition, 2003.

参考文献

（1）Brownlee, S. *Overtreated: Why too much medicine is making us sicker and poorer*, Bloomsbury, USA, 2008.

第7章 東京電力福島第一原子力発電所事故をめぐって

政府は、測定する・公開する・補償すること。

58 福島第一原発事故と被ばく

崎山比早子

二〇一一年三月一一日午後二時四六分に起きたマグニチュード九の「東北地方太平

洋沖地震」により東京電力福島第一原子力発電所、一号機から四号機に過酷事故が起き、相次いで水素爆発を起こしました。原子炉建屋は無残にも崩壊し、二年以上経った今も事故は収まっていません。東電や政府は事故の原因は津波による電源喪失としていますが、国会事故調査委員会の報告（**注1**）によれば、地震の揺れによる配管等の損傷が起きたことによって冷却材が喪失し、燃料棒が溶融した可能性も否定できないとしています。

放出された放射性物質の量は九〇〇ペタベクレル以上ともいわれていますが半減期の短い放射性核種や揮発性のものを計算に入れればそれよりもずっと多いでしょう。これにより、福島県をはじめとして群馬、栃木、茨城、宮城、千葉、東京の一部までも汚染されました。特に半減期がそれぞれ二年と三〇年ある放射性セシウム一三四と一三七による汚染が深刻な問題となっています。避難地区から強制的に避難させられた住民、避難区域に指定されていなくとも線量が高いために自主的避難を選んだ住民など合計すると三〇万近くの人が避難したといわれています。放射性物質は田畑、山林、河川、海洋を汚染し、その土地で先祖代々生業を営んできた住民に避難を余儀なくさせ、生計の道を断ってしまいました。自然災害単独の被害と異なり、放射性物質の汚染は長く続きます。そして直接の汚染を免れた土地に住む人々も野菜、果物、魚介類の汚染を心配せざるを得ません。特に放射線に感受性の高い妊婦、幼児、子どもを持つ親の心配は大変なものです。

目の前に放射能汚染が拡がると、行政官や政治家は放射線の影響を過小評価します。それは住民がパニックになることを恐れて、と言っていますが、実際は避難区域の設定や賠償問題に影響するからでしょう。そして放射線のリスクはしばしば医療被ばくのそれに比較されます。原子炉建屋が次々に爆発し、放射能汚染が拡がる過程で枝野元官房長官の発言を思い返すとよくわかります。彼は三月一三日、三号炉に水素爆発の可能性が生じた際に放射能のモニタリングについて「一三時四四分ごろから上昇いたしまして、一三時五二分には一五五七・五マイクロシーベルト（中略）でございまして、これは例えば胃のエックス線検診一回分の量が六〇〇マイクロシーベルトでございます。この一番高い数値のところでも、その場に一時間いて（中略）胃のエックス線検診の三回分弱という数値でございます」と説明していました。三月一六日東電正門付近の線量が上がった時には「昨夜の一時期、一〇〇〇マイクロシーベルト単位の数値を計測いたしましたが、今朝ほどは八〇〇から六〇〇ぐらいの数値に落ち着いております。（中略）本日測定をされ、発表をされた数値については、直ちに人体に影響を及ぼす数値ではないというのが、現在の概略的な御報告でございます」。そして放射性物質が牛乳や野菜に検出された三月一九日には「今回、検出された放射線物質濃度の牛乳を仮に日本人の平均摂取量で一年間摂取し続けた場合の被曝線量は、Ｃ

Ｔスキャン一回程度のものであります。ホウレンソウについても、やはり日本人の年平均摂取量で一年間摂取したとして、ＣＴスキャン一回分の更に五分の一程度であるという報告を受けております」（**注2**）と説明しました。事故によって生じ、誰もが選択の余地がなく、何のメリットもない被ばくと、批判はあるにせよ正当に使われればメリットのある医療被ばくと比較すること自体適切ではありません。このことは国会事故調の第15回委員会（**注3**）で枝野氏が参考人として呼ばれた際、この比較が不適切ではないかという委員の質問に答えて、そうであることを認めました。それにもかかわらず同様な比較はその後も絶えることなく放射線専門家からも言われてきています。

日本人は世界で最も医療被ばくを受けています。それに加えて突如として放射能による環境汚染、飲食物汚染が生活の中に入り込んできてしまいました。被ばくを心配しなければならないことが日常化し、避けることが難しくなっています。このような状況に於いてはなおさらのこと、自分や家族の健康を守るために正確な知識を身につけ、判断力を養うことが必要です。この章で述べることがその役に立てば幸いです。

59 電力会社によるICRP委員への働きかけ
——国会事故調で明らかにしたこと

崎山比早子

一度に大量の放射線をあびれば、被ばくに特徴的な健康障害が現れ、放射線との因果関係を誰も否定できません。しかし、低線量（一〇〇ミリシーベルト以下の線量）の放射線をあび、長い年月を経た後に出てくる影響については、明確に因果関係を証明することは困難になります。現在までのところ国際的に低線量被ばくと疾病の関係が認められているのはがんです。その場合でも線量あたりの発がん率をどの程度に見積もるかによって、放射線を扱う労働者や一般公衆の防護のための年間線量限度が変わってきます。各国がその勧告を基にして自国の放射線防護基準を決めている国際放射線防護委員会（ICRP）は放射線に安全量はなく発がんリスクは線量に比例して増えるという「しきい値なし直線（LNT）モデル」を採用しています。そのモデルに従って公衆の年間線量限度は一ミリシーベルトと勧告していますから、日本でも福島原発事故が起きるまでは一ミリシーベルトと決められていました。しかし、事故後それは二〇ミリシーベルトにまで引き上げられてしまいました。その上専門家や元原子力安全委員会（安全委員会）、文部科学省（文科省）は「一〇〇ミリシーベルトではがん死率が〇・五パーセント上がるが、それは他の要因に隠れて証明困難である」と言っています。証明できないのだから対策をとる必要なし、すなわちないことにされているのです。このようなことはなぜ起きるのでしょうか。

放射線にリスクが伴わないと考えれば被ばく低減のための対策や防護策をとる必要はなく経費は大幅に削減できます。電力会社や原子力政策を進める政府にとってはとても都合が良いことです。従って、電力会社はなるべく放射線のリスクが低いように見積もることを好み、その様な働きかけを行い、研究を奨励するであろうことは想像できます。福島原発事故調査を行った国会事故調の報告書（**注1**）によると、これは実際に行われていたのです。日本にある一〇の電力会社で構成されている電気事業者連合会（電事連）は放射線専門家、規制当局であった原子力安全・保安院、安全委員会などに働きかけて規制を緩めようとし、それが成功していました。特に注目されるのがＩＣＲＰ委員への働きかけです。日本には現在八人の委員がいますが彼等の国際会議への出張旅費はすべて電事連が支払っています。この慣習は長年にわたって行われてきました。その結果としてでしょうか「ＩＣＲＰ二〇〇七年勧告等に対する電力の主張がすべて反映された」という記載が電事連の内部資料にありました。**国際的な防護基準を決める機関に対する電力や核産業の働きかけは日本に限ったことではありません。**一九五〇年から二一年間主委員会の委員を務めたカール・モーガンは自伝的な著書『原子力開発の光と影』（**注4**）の中で**「ＩＣＲＰは原子力産業の支配から自由ではない」**と言っています。この事実は『放射線被曝の歴史』（**注5**）の中でも歴史的な資料に基づいて明らかにされています。従ってＩＣＲＰのリスク評価は第一章でも述べたように過小評価である可能性もあります。

一〇〇ミリシーベルト以下で発がん率が統計的に有意に上がる疫学的な報告はあるのですが、それらは無視されてわからないと言われています。仮に文科省や安全委員会等が主張するようにそのリスクが疫学的に証明できないとしても、これまでの研究成果によって十分な根拠を持って少なくとも一〇〇〇人に五人のがん死率の増加を予測できるのであれば、それに対する予防対策をすることは当然のことです。日本では消費者の強い要望で狂牛病（ＢＳＥ）を予防するために牛の全頭検査を行っています。まだそれが発症したという報告はありませんが、ＢＳＥに罹患すれば因果関係は誰の目にも明らかです。因果関係の証明においてＢＳＥは容易に説明できますが、放射線による発がんは、証明が難しいのです。理論的にも疫学調査でも因果関係があるといわれながらも証明は難しいことを「わからない＝ない」ことにし、被ばくを、特に感受性の高い子どものそれを放置するのは倫理的に許しがたいことです。

二〇一二年一一月に国連人権理事会の「健康に対する権利」特別報告者アナンド・グローバー氏が日本政府からの招待で福島を訪れました。日本政府が講じた対策について調査し、ジュネーブでその結果を報告しました（**注6**）。その報告書では日本政府に対し主に健康の視点からたくさんの勧告をし、それを実施するように求めています。最も注目すべき点は「避難区域・公衆の被ばく限度に関する国としての計画を、リスク・利益分析ではなく人権に基づき、最新の科学的な証拠を用いて策定し、**被ばく線量を年間一ミリシーベルト以下に低減すること**」と勧告していることです。日本政府がそれに従うことを強く要望するものです。

60　ヨウ素剤の服用――原発事故時の甲状腺がんを防ぐ

崎山比早子

福島原発事故が起きて最初に大量に放出されたのは放射性ヨウ素（I^{131}）やセシウム（Cs^{134}及びCs^{137}）でした。放射性ヨウ素は一九八六年に起きたチェルノブイリ事故でも大量に放出され、それを取り込んだ多数の子どもに甲状腺がんを発症させたことでよく知られています。ヨウ素は揮発性の元素であるため燃料がメルトダウンするほどの高温になると、容易に燃料棒の中から外に出てきてしまいます。環境中に出た放射性物質はその時の風に運ばれてひろがって行きます。これを**放射能雲**あるいは**プルーム**といいます。被ばくを避けるためにはまずプルームがどの方向に行くかを予測してそこから逃げることですが、福島原発事故で政府はその予測をしながら、その結果を住民に知らせませんでした。そのため多くの住民はプルームが流れた方向に避難し、避けられたはずの被ばくをしてしまったことになります。

放射性物質を体内に取り込まないようにするには放射性物質で汚れた空気を吸い込まないこと、汚染されたものを食べたり飲んだりしないことです。そのためには汚染地域から逃れることが第一です。しかし、逃げるのにも時間がかかりますし、逃げたくとも逃げられないこともあり、また浪江町の住民のように汚染された方向に逃げてしまう場合もあります。そのようなときに、ヨウ素剤（安定ヨウ素）を飲んでおけば、少なくとも放射性ヨウ素の甲状腺への取り込みだけは抑えることができます。従って放射性ヨウ素の被ばくによる甲状腺がんに関しては予防することが可能です。

甲状腺ホルモンは、体全体の代謝をコントロールし、成長と発育に必須であり、中枢神経の発達にも重要な役割を果たします。特に胎児の発達段階の初期にこのホルモンが欠けると重篤な脳障害を起こします。このように生命にとって重要な甲状腺ホルモンは甲状腺で産生されます。甲状腺ホルモンを作るためにはヨウ素が必須であるため、消化管や肺から吸収され、血液中に入ったヨウ素の多くは甲状腺に取り込まれます。余分なヨウ素は尿や便から排出されます。

甲状腺の細胞が血液からヨウ素を取り込むときに、放射性であるかないかは区別できません。従って、ヨウ素剤を飲んで血液中の放射性でないヨウ素（安定ヨウ素）を圧倒的に増やし放射性ヨウ素を薄めてしまえば、甲状腺に取り込まれる放射性ヨウ素の割合を減らすことができます。ヨウ素剤の服用量は年齢によって違います（**表3**）。ヨウ素剤は苦いので乳児の場合はシロップなどに溶かして与えます。日本では四〇歳以上の人には甲状腺の等価線量が五シーベルト以上になると予測された場合にのみ服用させることになっています。しかし、チェルノブイリ事故によって事故当時四〇歳以上の大人にも甲状腺がんが発症することが明らかになっていますので、予防のためには服用した方が良いでしょう。

ヨウ素剤の効果は服用する時期によって違います（**表4**）。**最も阻害効果が高いのは放射性ヨウ素が体の中に入る二四時間前くらいから直後までです。**この時期に飲めば甲状腺に入る放射性ヨウ素の九〇パーセント以上を抑えることができますが、放射性ヨウ素が摂取されてから四時間後ではその効果は半分になり、六時間後では約一〇パーセントに減少します。このようにヨウ素剤は飲むタイミングが重要なのです。

表３　ヨウ素剤の摂取量（原子力安全委員会　**注７**より）

対象者	服用ヨウ素量	丸薬
新生児	12.5mg	1/4錠
生後1カ月〜3歳未満	25mg	1/2錠
3歳以上13歳未満	50mg	1錠
13歳以上40歳未満	100mg	2錠
40歳以上は投与せず	—	—

甲状腺被ばく線量が 100 ミリシーベルトになると予想された時に、原子力災害対策本部からヨウ素剤が配布される。そのヨウ素剤は、１錠当たりヨウ素量 38 ミリグラムの１種類のみ。必要服用ヨウ素量 50 ミリグラムの時は丸薬１錠でも十分な効果があるとされる。新生児から３歳未満の小児には丸薬を細かく砕いてシロップに溶かして与える。いったん水に溶かすと不安定になるので、水溶液の状態では保存できない。40 歳以上でも線量が５シーベルトを超えると予想されるときは服用する。

ヨウ素剤はいつ飲むのが効果的？	
放射性ヨウ素が取り込まれる	
24時間前から同時	93%阻止
２時間後では	80%阻止
８時間以降	40%阻止
24時間後	７%阻止

表４　ヨウ素剤はいつ飲むのが効果的か

ヨウ素剤は副作用の少ない薬なので学校、幼稚園、職場、家庭などに常備しておき、必要なときにすぐに飲めるようにしておくことが必要です。しかし、旧原子力安全委員会は住民の不安をあおるという理由で各戸配布をせず、しかもヨウ素剤の副作用を強調したために、避難区域の首長は住民にヨウ素剤を飲むように指示をすることができませんでした。新しくできた原子力規制委員会では原発から五キロメートル圏内に各戸配布をする方針だそうですが、福島の事故でもわかったように放射性物質の拡散は五キロをはるかに超えています。**日本ではどの原発からも一六〇キロメートル以上離れた大都市はありませんから**、全ての家庭や職場でヨウ素剤を備えておき、ヨウ素剤に対する正しい知識を、学校や職場で教えておく必要があります。

61　甲状腺がんの検査

崎山比早子

前項で述べたように福島原発事故では大部分の住民はヨウ素剤を服用できませんでした。有効な防御手段があるのにみすみすそれを逃してしまったことになります。その結果チェルノブイリ事故で見られたように将来小児の甲状腺がんが増えるのではないかと心配されています。政府はその対策として事故当時一八歳未満であった福島県の子どもの甲状腺の超音波検査を行っています。汚染地域は福島県のみならず群馬、栃木、茨城など他県にも拡がっていますが、それは今のところ考慮されていません。二〇一一年度と二〇一二年度のそれぞれ約三万八〇〇〇人と九万五〇〇〇人の子どもを検査した結果が**表5**です。この表にはなぜか書いてありませんが二〇一一年度五ミリメートル以上の結節あるいは二〇ミリ以上の嚢胞《のうほう》を持つ子ども（B判定）が精密検査を受け、そのうちの三人が甲状腺がんと確定、七人が甲状腺がんの強い疑いとなっています。この結果を山下俊一氏は二〇一三年三月に米国で開かれたシンポジウムで、甲状腺がん一〇人ともとれるような紛らわしい発表をしました（**注8**）。平均年齢は一四歳としています。個人が特定されるということを理由に患者の年齢も被ばく線量も明らかにされていません。

国立がんセンターの一九七五年から二〇〇七年までのがん罹患率統計（**注9**）によると子どもの甲状腺がん罹患率はきわめて少なく、ゼロ歳から九歳までは一〇万人に対して毎年ほとんどゼロです。一〇歳から一九歳まででも一〇万人に〇・一の年が多く、最大が一人で三三年間に一回のみでした。毎年一〇万人に一人以上がんが見つかるのは二〇歳以上になってからです。三万八〇〇〇人に一〇人のがん発生率は一〇万人に対して二六人となり**通常の一〇倍以上**になります。山下氏はこれを、世界でも初

検査実施総数			H 23 年度			H 24 年度		
			38,114 人			94,975 人		
判定結果		判定内容	H 23 年度			H 24 年度		
			人数	割合		人数	割合	
A判定	（A 1）	結節や嚢胞を認めなかったもの	24,469人	64.2%	99.5%	53,028人	55.8%	99.4%
	（A 2）	5.0mm 以下の結節や 20.0mm 以下の嚢胞を認めたもの	13,459人	35.3%		41,398人	43.6%	
B判定		5.1mm 以上の結節や 20.1mm 以上の嚢胞を認めたもの	186人	0.5%		548人	0.6%	
C判定		甲状腺の状態等から判断して、直ちに二次検査を要するもの	0人	0.0%		1人	0.001%	

〔判定結果の説明〕
- A 1、A 2判定は次回（平成 26 年度以降）の検査まで経過観察
- B、C判定は二次検査（二次検査対象者に対しては、二次検査日時、場所を改めて通知して実施）

※ A 2の判定内容であっても、甲状腺の状態等から二次検査を要すると判断した方については、B判定としている。
※ H 24 年度の検査結果は、平成 25 年 1 月 21 日発送分までの集計結果。

表５　県民健康管理調査による甲状腺がん検査結果

（「ふくしま国際医療科学センター放射線医学県民健康管理センター」**注10**より）

めての大規模かつ精度の高い検査のために、通常では無症状で発見されない甲状腺がんが発見された、いわゆるスクリーニング効果であると言っています。これは結果を比較するための非汚染地域の子どもを調べなかったためであって、はじめから県外の子どもを調べればこの解釈が正しいのかどうかわかったはずです。しかし、予算がないという理由で調べませんでした。福島の結果が出てから青森県弘前市、山梨県甲府市、長崎県長崎市の三市で三歳から一八歳までの子どもをそれぞれほぼ同数ずつ合計四三六五人調べました。その結果B判定は四四人（一％）で、福島県の結果と変わらないとしています。県外の子ども達の検査は遅れて始めた上に人数も少なく十分な調査とはいえません。これから、被ばくの影響を明らかにするためには、個人情報が漏れないように配慮しながら線量、年齢など公表すべきでしょう。

また五ミリ以下の結節あるいは二〇ミリ以下の嚢胞を認めたA２判定の子どもは次回の検査が二年後ということで保護者が不安を抱いています。山下氏等が検査を指導したウクライナなどでは半年毎に再検査しています。外国での指導と国内での検査頻度が異なるのはなぜなのでしょうか？

62　緊急被ばく医療体制

崎山比早子

緊急被ばく医療とは原子力発電所や核施設などの事故により放出された放射性物質で汚染ないし被ばくした患者に対する医療をいいます。これらの患者を扱う医療機関は緊急被ばく医療機関として指定されており、機能するかどうかは別にしても、体制としては、**図45**のようになっています。初期被ばく医療機関としては全国で五九病院が指定されていました。ここでは患者の汚染を測定し、汚染がある場合には救急医療に加えて、拭き取り除染やヨウ素剤の投与を行います。患者が受けた線量が高い等の理由で初期被ばく医療機関で処置できない場合には二次被ばく医療機関に運ばれ、内部被ばく測定やシャワーなどによる体の除染、必要に応じて入院診療も行われます。二次被ばく線量が高く二次被ばく医療機関で対処できない患者は三次被ばく医療機関に移送されます。三次被ばく医療機関は、西日本と東日本にそれぞれ一施設あり、東日本では放射線医学総合研究所（放医研）、西日本では広島大学が指定されています。

この体制は一九九九年に茨城県のＪＣＯ核燃料工場で起きた事故を契機に見直され

たもので、放射性物質が大量に放出され、広い範囲を汚染するような状況は想定されていませんでした。そのため原発と病院の距離が近く、福島県で初期被ばく医療機関に指定されていた六病院のうち三病院までが原発から一〇キロメートル圏内に位置しています（**図46**）。避難範囲は原発から二〇キロまでですから、患者も含め全ての職員が避難しなければなりませんでした。避難区域には一般病院も四施設ありこれらの病院からも職員、患者が避難しました。入院患者には点滴などを必要とした重症患者もおり、避難の途中で六〇人が死亡しています。

国会が福島原子力発電所事故の原因を調査するために設置した調査委員会（国会事故調）の調査（**注1**）によると全国の初期被ばく医療機関のうち約半分以上が原発から二〇キロ圏内にあることがわかりました（**図47**）。これは、福島原発事故のように放射性物質汚染が広範囲に及ぶような事故が起きた場合には、初期被ばく医療機関が全く役に立たなくなることを意味します。もし、病院が避難を免れたとしても、その収容人員は初期被ばく医療機関、二次被ばく医療機関ともに一人ないし二人であることもわかりました。それでは三次医療機関ではどうかといいますと、放医研も広島大学も最大限一〇人程度の収容能力しかありません。さらに、緊急被ばく医療を専門とする医師の数もごくごく少数であり、その研修を受ける医師数は平均して年間一人いるかいないかです（**注1**）。旧ソ連で一九八六年に起きたチェルノブイリ事故では急

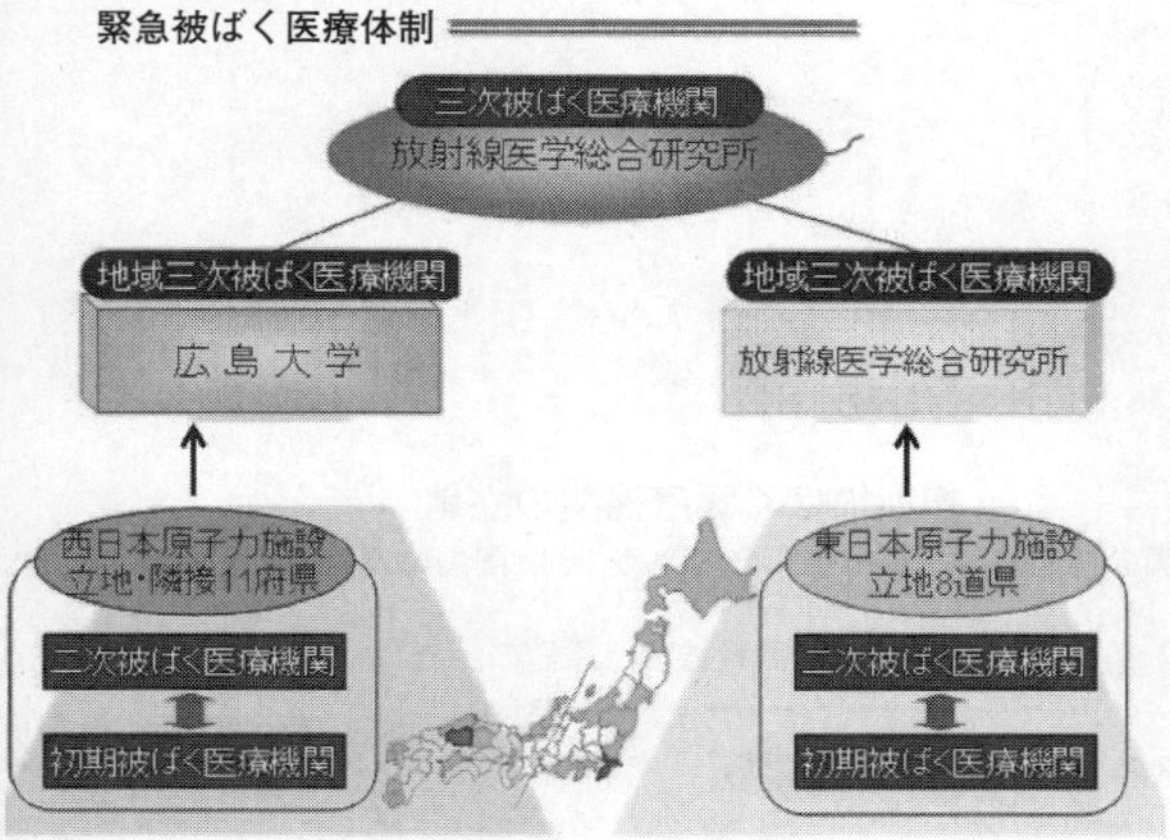

図45　日本の緊急被ばく医療体制
www.remnet.jp/lecture/forum/06_03.html
3．我が国の緊急被ばく医療体制より

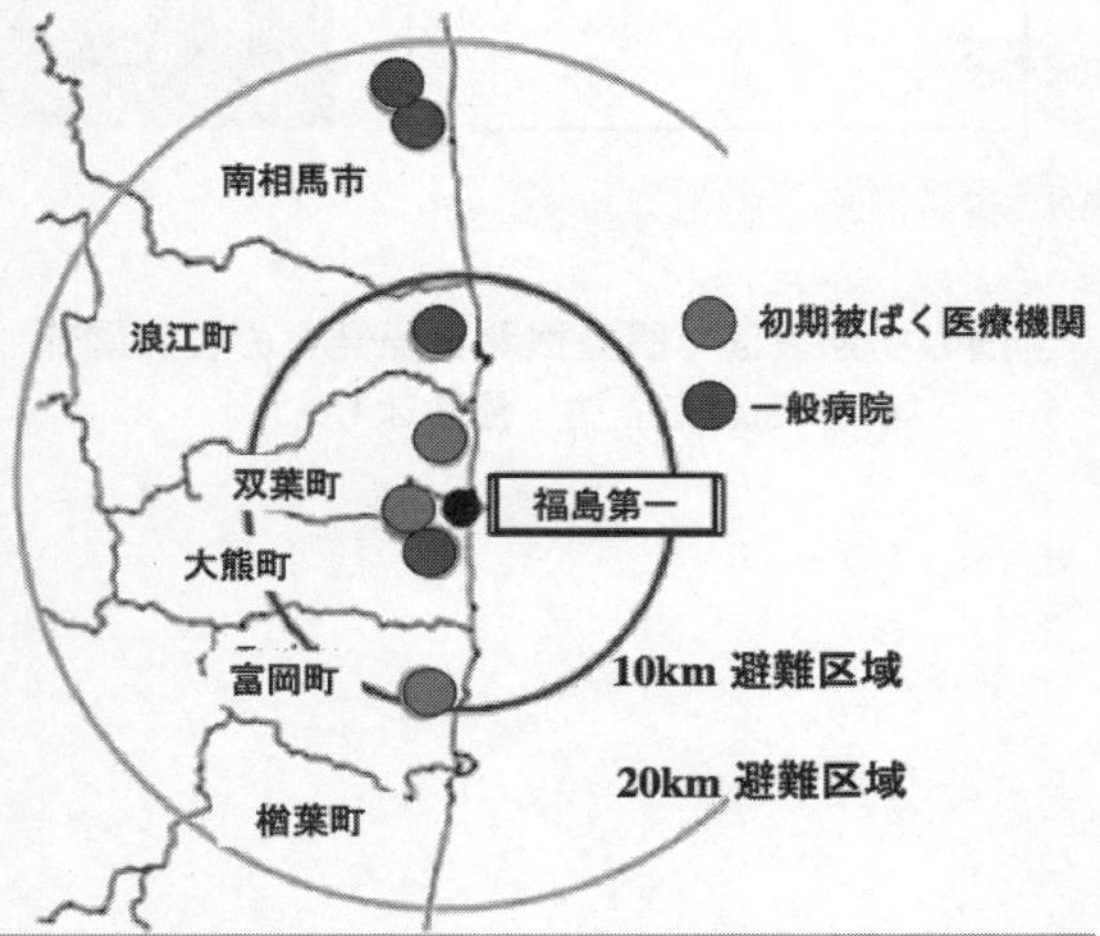

図46　福島第一原子力発電所と初期被ばく医療機関及び一般病院との位置関係
国会事故調報告書**注1**より

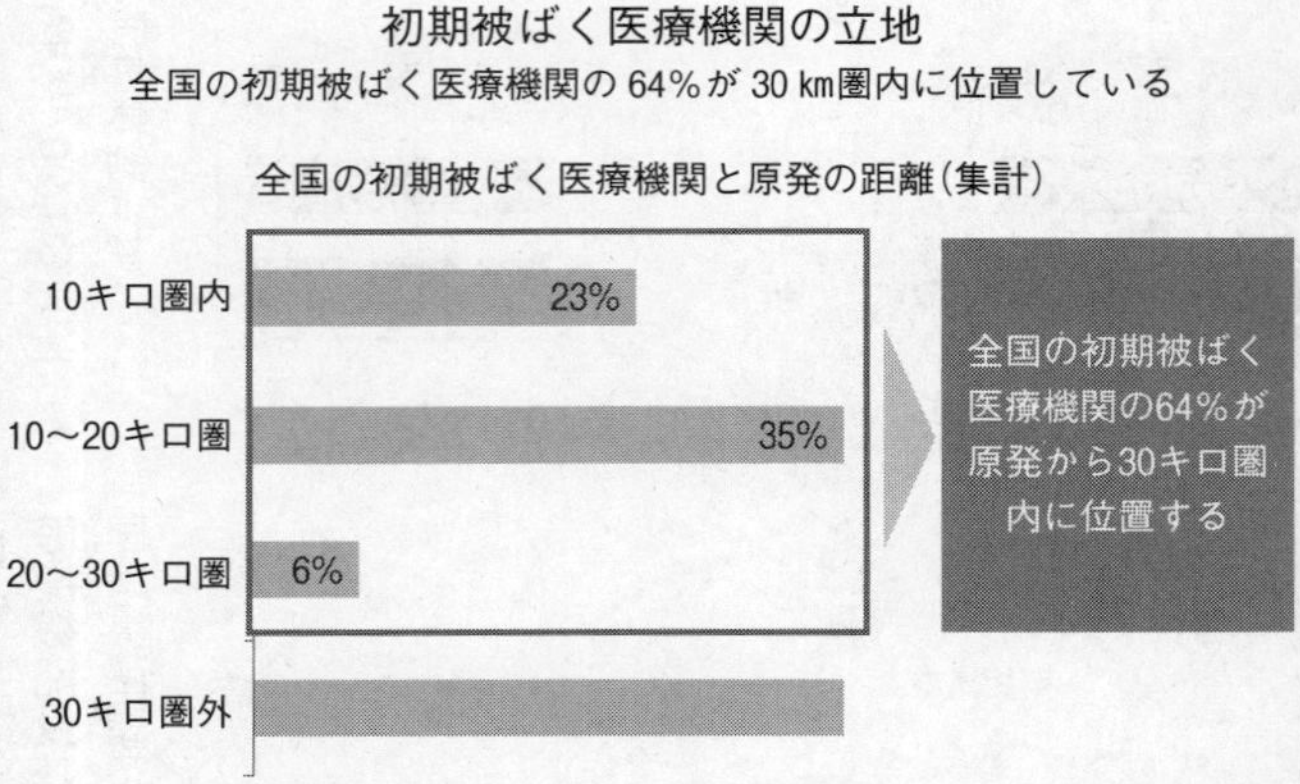

図47　全国の初期被ばく医療機関と原発との位置関係

国会事故調報告書　**注1**より

性障害で病院に収容され事故処理者や消防士等が約三〇〇人に及んだことを考えると、同様な事故が起きた場合どのように対処するのか、心許ない限りです。

本来緊急被ばく医療体制は、原発事故などのような重大事故が発生した場合に、人の健康と命を守るべき最後の砦のようなものです。それが、国会事故調で明らかにされたように危機的状況にあるのです。日本の医療機関が抱える困難な現状を考えると、その早急な改善を期待するのは難しいようです。**地震が多発する国に五四基もの原発と二万トン以上にも及ぶ使用済み核燃料を持つ国に住むものとして**、これからどのように放射能から身を守っていったら良いのか、一人一人が考える必要があります。

63　福島原発事故による内部被ばく

奥村晶子

福島原発事故によって、人体は放射性物質をどのくらい取り込んでしまったのでしょうか。汚染のようすを知るために、南相馬市で行われているホールボディーカウンターによる内部被ばく検査から考えてみましょう（**注10、11**）。ホールボディーカウンターの仕組みについては74項に詳しく解説しています。

検査結果を簡単に述べます。小児の一六・四%、二三五人からセシウムが検出され、その量は身体あたり二一〇〜二九五三ベクレルでした。成人の三七・八%、三〇五一人からセシウムが検出され、その量は身体あたり二一〇〜一万二七七一ベクレルでした。ここで問題なのは、件数は少なくても一万ベクレル超の数値が見られることです。たとえ全体的には低く抑えられているとしても、高値例が散見されており、この部分に健康影響が起こる恐れは十分にあります。またセシウムを検出した人に再検査を行うと、ほとんどの場合蓄積量は減少していますが、中には増加する例も見られます。このような例にひとつひとつ対応していくことが、健康被害を防ぐために重要であるといえます。

たとえば、身体あたり一万ベクレルを超えるセシウムが検出された人の食生活を見てみます。干しシイタケ一四万二一三四ベクレル、カヤの実一〇〇一ベクレル、クリ七九〇ベクレルなど、一般食品の基準値一〇〇ベクレルに比べて非常に汚染度が高いことがわかります。このように**家庭菜園などの非流通品あるいはキノコ・山菜・果実など汚染されやすい食品**を、未検査のまま食卓に上げるという食生活を続けていくと、内部被ばく量をより高めてしまいます。食生活を共にする家庭単位できめ細かく聞き取りをするなどの対策が、早急に必要です。一方でこれはまさしく、今まで土地に根ざして培ってきた食文化の崩壊そのものです。原発事故による放射能汚染は、人や生物の健康を脅かし、田畑を奪い、山・川・海を荒廃させていくことがよくわかります。

ここで取り上げた南相馬市は、福島第一原発の北三〇キロメートルほどに位置しています。原発からの距離は同じでも空間線量が高い地域とそれほどでもない地域が混在しています。これは地形的な要素と水素爆発当時の天候によってできた違いです。二〇一三年三月現在、東側の海沿い地域の空間線量は、一時間当たり〇・三マイクロシーベルト以下にほぼ収まっていますが、西側の山沿い地域では三マイクロシーベルトを超える地点もあります。このように狭い範囲でも空間放射線量が大きく異なっています。人と食物はこの範囲を超えて移動していますから、たとえ居住地の空間線量が低くても、内部被ばくへの対応を怠ってはいけないわけです。この調査を報告した坪倉正治は「居住区域の空間線量と内部被ばく線量は相関していない。今の生活での内部被ばくは、現在の食生活でどの程度汚染食品を避けられているかに大きく依存している」と述べています（**注11**）。

内部被ばくを防ぐには食を共にする家族単位での注意が必要であり、環境中の放射線量だけで必ずしも安全・危険といえるものでないことがわかります。そして長期化する汚染状況の中、避けられる被ばくをできる限り避けるためには、引き続き食に気をつけていくことが重要であるといえます。

64 福島原発事故後の食品汚染

奥村晶子

福島原発事故後、私たちの食事はどうなっているでしょうか。食品中の放射性セシウム摂取量に関する二つの調査を取り上げます。

一つは「マーケットバスケット方式」によるものです（厚生労働省　食品の安全確保推進研究事業の調査）（**注12**）。結果をまとめたものが**表6**です。セシウム摂取量は二〇一一年の事故後、仙台で七二倍、東京で二三倍と激増しています。また東京よりも福島・仙台の摂取量が多いこともわかります。この二〇一一年の摂取量を、原子力規制庁のデータベースにある経年変化のグラフに組み込むと、事故前よりかなり高いレベルであることがよくわかります（**図48**）。そしてグラフから見て、今後しばらく高いレベルが続くことが予想されます。しかしこの研究報告では、「セシウム摂取量から成人預託実効線量に換算すると、東京〇・〇〇三八ミリシーベルト、仙台〇・〇一二四ミリシーベルト、福島〇・〇一六七ミリシーベルトとなり、公衆の年間被ばく線量限度一ミリシーベルトを大きく下回るので問題ない」と結論付けています。この結

表6　食品中の放射性セシウムの一日摂取量

食品中の放射性セシウムの一日摂取量（Bq/人日）			
	2005年	2009年	2011年
仙台市	0.0303	—	2.17
福島市	—	—	2.92
東京都	—	0.0287	0.669

「食品由来の放射性核種の暴露評価研究」**注12**より

図48　日常食中のセシウム137の経年変化（日本）

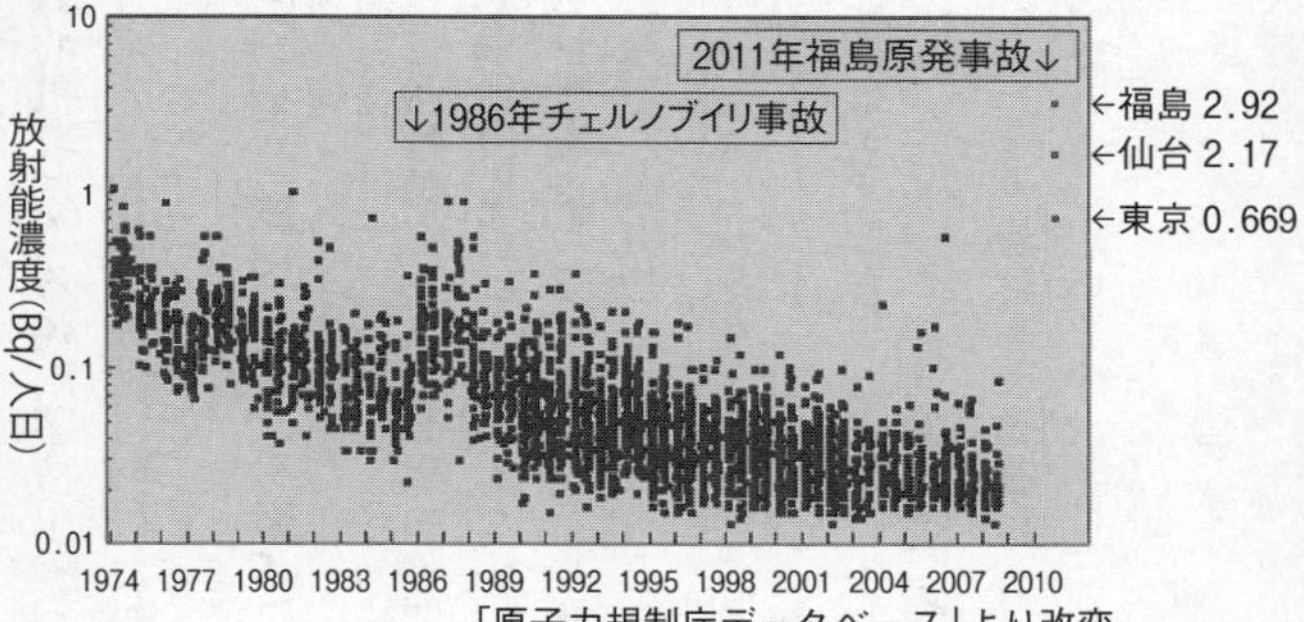

「原子力規制庁データベース」より改変

論には疑問を抱きます。低線量被ばくのリスク、継続的摂取による体内蓄積を考えると、この明らかな摂取量増加は見過ごせないとすべきです。被ばく低減に向けた対策に結び付けるべきです。

もう一つは「陰膳方式」によるものです（コープふくしま **注13**）。結果を**図49**にまとめました。

調査を実施したコープふくしまでは「一回目調査、二回目調査とも、公衆の年間被ばく線量限度一ミリシーベルトを大きく下回るもので、健康影響は全く心配ない」と考察しています。しかし、高値検出家庭のセシウム一日摂取量二三・四ベクレルあるいは六・四ベクレルという数値は、**図48**に当てはめてみると突出した多さであることがよくわかります。そして継続的摂取による体内蓄積も考慮に入れていない点も問題があります。またこの調査の検出限界はキログラムあたり一ベクレルですから、検出限界値未満の家庭でも一日摂取量二ベクレル近い可能性は否定できません。このレベルでの継続摂取は、セシウムの体内蓄積を招くおそれがあり、「健康影響は全く心配ない」とは決して言えません。安易な安全論で片付けないで、避けられる被ばくは少しずつでも引き算して減らせるような対策につなげるべきだと思います。

図49　コープふくしま　実際の食事に含まれる放射性物質測定

【1回目調査（2011年11月～2012年4月）】
1Bq/kg以上のセシウム検出は100家庭中10家庭
最大家庭　セシウム134　5.0Bq/kg　セシウム137　6.7Bq/kg
　↓×1日の食事量2kg
1日摂取量（5.0＋6.7）×2＝23.4Bq/人日
　↓×365日×線量換算係数1.9×10^{-5}または1.3×10^{-5}
年間被ばく線量　0.136mSv

【2回目調査（2012年6月～8月）】
1Bq/kg以上のセシウム検出は100家庭中2家庭
最大家庭　セシウム134　1.3Bq/kg　セシウム137　1.9Bq/kg
1日摂取量6.4Bq/人日
年間被ばく線量　0.036mSv

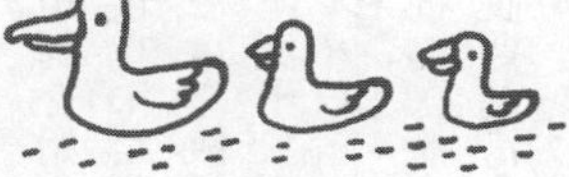

65 福島原発事故後の放射性物質の食品規制

奥村晶子

二〇一一年三月福島原発事故を受けて、厚生労働省は急遽食品の暫定的規制を始めました。その後一年を経て、二〇一二年四月、新たに基準値が定められ、現在に至ります。**表7**には食品規制の暫定値と現行の基準をまとめてあります。日本では事故以前、輸入食品の基準値しかありませんでした。これは一九八六年のチェルノブイリ原発事故による放射能汚染食品の輸入を水際で防ぐための規制で、放射性セシウム一キログラムあたり三七〇ベクレル以下と定められました。つまり福島事故以前の国産食品は放射性物質の汚染が少なく、規制の必要がなかったといえます。現在長期的汚染状況の日本において、実効性のある食品規制は必要欠くべからざるものといえます。農地・河川・海の汚染がとどまらない中、規制の緩みは即、流通する食べ物の汚染につながるからです。

この表で基準値は、食品一キログラムあたりの放射性セシウムの値を示します。規制の根拠は、食品からの内部被ばくを年間一ミリシーベルトまでは許容（がまん）するという考え方です。あまりにも粗いままで一年間も見直されなかった暫定規制に比べて、被ばく低減化は図られています。しかし「ストロンチウム・プルトニウムなどセシウム以外の放射性物質は実測せず、セシウムに換算して規制している」、「食品からの内部被ばくのみで年間一ミリシーベルトまでとするのでは、外部被ばくが置き去りにされている。すべてを合計して年間一ミリシーベルトを目指すべきである」というようにいくつかの課題も残されています。

では、基準値の改定によって出荷制限はどう変わったでしょうか。二〇一二年四月を境に出荷制限は、二六品目七四件から三九品目一三一件に追加されました。具体的には**表8**の食品が、二〇一三年一月現在出荷制限となっています。

★印は基準値改定後に追加された品目で、新旧規制のボーダーゾーンにあったものです。セシウム汚染が起こりやすいとして注意されていた食品――肉・キノコ・乳製品・野菜に加えて、山菜・淡水魚・海水魚にも継続的監視の必要性が明らかとなりました。

厚生労働省は、現行の規制について「欧米に比べて十分厳格な規制だ」として今後の見直しを否定していますが、日本の汚染状況を思えば、ここにとどまることなくさらなる有効な規制が望まれます。福島事故前と後では食べ物の汚染レベルは大きく変わってしまいました。事故の甚大さをあらためて痛感します。このような背景の中、

表7　日本の食品規制

暫定規制値（放射性セシウム）		新基準値（放射性セシウム）	
野菜類	500 ベクレル	一般食品	100 ベクレル
穀類	500 ベクレル		
肉・卵・魚・他	500 ベクレル		
飲料水	200 ベクレル	飲料水	10 ベクレル
牛乳・乳製品	200 ベクレル	牛乳・乳製品	50 ベクレル
		乳児用食品	50 ベクレル

（1キログラム当たり）

表8　出荷制限のある食品（2013年1月現在）

ホウレンソウ　コマツナ　キャベツ　ブロッコリー　カリフラワー　カブ
シイタケ　ナメコ　野生キノコ　タケノコ★　ワサビ★　フキノトウ★
ウメ　ユズ　クリ　キウイフルーツ　茶
23年産米　24年産米★
ヤマメ★　ウグイ★　アユ　イワナ★　コイ★　フナ★
牛肉　イノシシ肉　クマ肉
シロメバル★　スズキ★　ニベ★　ヒラメ★
アメリカナマズ★　ギンブナ★

★印は、新基準値によって出荷制限が追加された品目

23年産米は、見直し前の暫定規制値で流通している

【放射線量に安全値はない】【リスクは積算される】【子どもや胎児は影響を受けやすい】【汚染食品の継続的摂取により、放射性物質は体内蓄積する】など低線量被ばくのリスクは、広く認知されつつあります。一方で食品規制をはじめとして政府への不信感が募っています。**「基準値以下だから安全です。食べて応援しましょう」などというナンセンスはもう通用しない**のです。不安と不信だらけで繰り返す毎日の食事は、消費者も生産者も不幸にしてしまいます。**測定する・公開する・補償するという地道な積み重ねによって信頼関係を取り戻さなくてはならない**と思います。そして国民のいのちを守るためには予防原則を辞さない食品規制を望みます。何より国民の健康は国の財産としてかけがえのないものだからです。

チェルノブイリ原発事故後のウクライナでは、ソ連崩壊・国家独立などとともに、事故後食品規制も変遷してきました。経済的困窮期、非汚染食品配給の滞りにより、事故後一度は低下した人体内被ばくが再び増加に転じたというデータがあります。食品規制をいくら厳しくしても、経済的・社会的事情が伴わずに守れなかったためです。現在のウクライナでは、規制品目が細分化され、摂取量の多い主食・汚染されやすい品目の監視・供給量などを見合わせた食品規制が施行されています（**表9**）。実効性のある食品規制という点で学ぶべきことがあります。

表９　ウクライナにおける食品中のセシウム 137 規制値（Bq/kg, Bq/l）

	1986 年	1987 年	1994 年	1997 年
飲料水	370	20	4	2
牛乳・乳製品	370	370	74	100
粉ミルク	3700	1850	185	500
肉・肉製品	3700	1850	74 ～ 740	200
卵	1850	1850	74 ～ 296	（1 個）　6
魚・魚製品	3700	1850	296	150
ジャガイモ	3700	740	60	60
野菜	3700	740	60 ～ 185	40
果物	3700	740	60 ～ 185	70
野生ベリー・キノコ（生）	—	—	740	500
野生ベリー・キノコ（乾）	—	—	1850	2500
パン・パン製品	370	370	185	20
乳幼児食品	—	—	37	40

【寄稿】福島の経験から

小児科医　山田真

二〇一一年六月以来、ぼくは何度も福島へ行くことになりました。福島の子どもたちを守ろうということで立ち上げられた「放射能から子どもたちを守る福島ネットワーク」という市民組織の求めに応えて健康相談会を開くことになったからです。三月の原発事故以後、とりわけ子どもたちの健康状態を不安に思う市民の人たちのために、十数人の協力してくれる医者と共に子どもたちを対象にした健康相談をくり返してきました。

その中でいろいろなことを知らされ、学ばされましたが、二年を経た今、つくづく無力感を感じています。

その原因はといえば、〝低線量被ばくは無害なもの〟としてしまおうとする〝国際的原子力ムラ〟というべきものがぼくたちの前に立ちはだかっていることに気づかされたからでしょう。

三月一一日に「原発は絶対にこわれることはない」とする原発安全神話は崩れてし

まいましたが、原子力産業を推進しようとする勢力、核を保有する国々は即座に結束して放射能安全神話をたれ流すことにしました。「一〇〇ミリシーベルト以下の被ばく量では一切健康障害がない」とし、「一〇〇ミリシーベルト以下の被ばくでなにか症状が起こるとすればそれは放射能を過剰にこわがるために起こった〝放射能恐怖症〟によるものだ」という言説が専門家たちによってさかんに流布されたのです。

しかし低線量被ばくをおそれる必要はないという言説は既に広島の原爆投下の後で流布されたものだったのです。アメリカは原爆を使用して市民を無差別に殺傷するという行為をしながら、その後「放射能は恐れるに足りない。防備対策によって十分に防げる」と宣伝し、一方、残留放射線による低線量被ばくや内部被ばくについては健康に影響なしとして口をつぐんできました。

こうした事情について高橋博子さんは次のように書いています（**注14**）。

「米国政府は、原爆の威力を強調する一方で原爆がもたらす悲惨さを打ち消すために、空中爆発した広島・長崎では原爆投下後一分以降に発生する残留放射線はない、という公式声明を出し続けてきた。核兵器を開発してきた機関である米原子力委員会（現・米エネルギー省）はその前提で放射線の影響に関する研究を進めてきたが、そうした機関が発表している被爆放射線量の基準（DS86）が唯一の『科学的な研究』として原爆症認定基準に機械的に応用されている。そのため、黒い雨・ススなどの放射性降下物や、投下後に入市して誘導放射化された放射線によって被爆した人々、食料・水などを摂取することにより放射能を体内に取り込み内部からの放射線によって被爆した人々など、残留放射線によって被爆した人々が起こした申請は、厚労省によって原爆との因果関係はないとして却下されてきた」

残留放射線による健康障害はないと切り捨てられたのが低線量被ばくによる健康障害を隠蔽し〝ないことにする〟歴史の始まりだったのです。

原子力を利用する勢力にとって低線量被ばくはアキレス腱のようなもので、「低線量被ばくは危険」ということが市民の間にひろがれば、「放射能は危険」という意識につながり、それは彼らにとってきわめて不利なことが明らかだったのです。

福島の場合、今回の原発事故でも健康障害は起こらなかったと世界に宣伝できれば、放射能はこわくない、原発も危険なものではないと世界中の人々に思わせられると考える人々が「福島は大丈夫」という言説を流し続けています。そのために福島では甲状腺のエコーをのぞいてほとんど健康診断が行われず、疫学調査も大規模なものはゼロという状態に放置されています。また、福島以外の宮城、茨城、栃木、千葉等、線量の高い所が所在する県については一切、健康診断や調査が行われていない状況です。

低線量被ばく、内部被ばくは政治的な意図で隠蔽されてきたことをぼくは福島では

っきりと確認したのでした。

第7章　注・参考文献

注1　国会事故調『東京電力福島第一原子力発電所事故調査委員会報告書』http://warp.da.ndl.go.jp/info:ndljp/pid/3856371/naiic.go.jp/index.html 徳間書店、二〇一二年

注2　内閣官房長官記者会見記録より

注3　国会事故調報告会議編

注4　カール・Z・モーガン、ケン・M・ピーターソン著、松井浩他訳『原子力開発の光と影』昭和堂、二〇〇三年

注5　中川保雄著『増補放射線被曝の歴史――アメリカ原爆開発から福島原発事故まで』明石書店　二〇一一年

注6　アナンド・グローバー報告
http://hrn.or.jp/activity/A.HRC.23.41.Add.5_Rev.1_ENG.pdf

注7　『原子力災害時における安定ヨウ素剤予防服用の考え方について』原子力安全委員会、原子力施設等防災専門部会二〇〇二年

注8　Yamashita S. Fukushima power plant accident and comprehensive health risk management 49th Annual Meeting of the National Council on Radiation Protection and Measurements Radiation Dose and the Impacts on Exposed Populations.
http://echo.colostate.edu:8080/ess/echo/presentation/d6ddb666-85bd-48a3-8d83-a691910906be

注9　国立がんセンター　がんの統計　部位別がん粗罹患率推移（一九八〇―二〇〇七年）
http://ganjoho.jp/public/statistics/backnumber/2012/fig16.pdf

注10　ふくしま国際医療科学センター放射線医学県民健康管理センター
http://fukushima-mimamori.jp/thyroid-examination/result/

注11　Tsubokura M et. al. Internal radiation exposure after the Fukushima nuclear power plant disaster, *JAMA* 308（7）:669-670, 2012.

注12　杉山英男『食品由来の放射性核種の暴露評価研究』食品の安全確保推進研究事業報告書二〇一一年

注13　佐藤理『陰膳方式による食物経由の線量推計』日本放射線安全管理学会、二〇一二年

注14　高橋博子著『封印されたヒロシマ・ナガサキ　米核実験と民間防衛計画』凱風社、二〇〇八年

第8章 放射線あれこれ

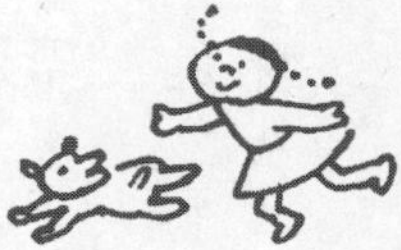

放射線測定器やホールボディーカウンターについてまとめた。

66 放射線の種類（その1）——原子を構成する粒子

瀬川嘉之

放射線にはアルファ線、ベータ線、ガンマ線、エックス線など、いくつか種類があります。電子線、陽子線、中性子線、重粒子線というのもあり、医療でも使われています。これらの正体は、いったい何でしょう。

医療における検査で使われるのは、骨折したときや歯医者で撮られるときも、健康診断での胸の結核検査も、みんなエックス線です。「レントゲンを撮ります」と言ったりするのは、一八九五年にドイツのレントゲンという科学者がエックス線をはじめて発見したからです。エックス線は人のからだを通り抜けるので、からだの中を調べる医療の検査に使われるようになりました。近年増えているCTも、使う放射線はやはりエックス線です。ところが、最近がんを早期発見するためにPETなるものが登場して、それはガンマ線を検出します。PET以外にも、先端医療では「核医学」と呼んで特別な病気の検査にこのガンマ線を使います。医療の検査で使われるのはエックス線、特別な場合にガンマ線くらいです。放射線の中でからだを通り抜けやすいのがこのエックス線とガンマ線だからです。

レントゲンが放射線を発見した後三〇年くらいの間に、キュリー夫人やアインシュタインやラザフォード、ボーアといった有名な科学者がこぞって、世の中のありとあらゆる物は原子からできているという事実を確かめました。原子は一億分の一センチメートル程度のとても目には見えない小さな粒です。原子の真ん中には原子核があって、そのまわりを電子がおおっている構造も解明されました。原子核は電子の約一八〇〇倍の質量を持った陽子とほぼ同じ質量の中性子が結びついてできています。陽子はプラスの電気を持ち、中性子はプラスでもマイナスでもない中性です。陽子と中性子で全体としてプラスの電気を持った原子核にマイナスの電気を持った電子が引きつけられて原子が構成されています。陽子や電子などの電気を持った粒子のことを荷電粒子といいます。

加速器と呼ばれて高電圧をかける大がかりな装置を使えば、これらの電気を持った電子、陽子、あるいは重粒子と呼ばれる原子核そのものをむりやりすごい速さで走らせることができます。先端医療ではこれらをがん細胞にあてて放射線治療をおこなっています。このように、原子や原子核の中や周辺で通常に存在するときとは桁ちがいの速さで飛んでいて、高いエネルギーを持った粒子を放射線と称しています。

67 放射線の種類（その2）

——アルファ線、ベータ線とエックス線、ガンマ線

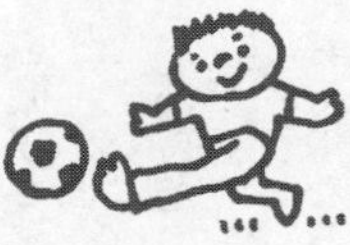

瀬川嘉之

不安定な原子核を持った物質があれば、原子核の中から一定の割合で放射線が四方

八方へ飛び出します。その物質を放射性物質と呼び、そこから出てくる放射線の種類がアルファ線とベータ線とガンマ線です。エックス線とガンマ線はエネルギーの高い同じ光の一種ですが、エックス線は放射性物質から出るわけではありません。

原子核は、水素なら陽子一個、ヘリウムなら陽子二個に中性子二個、炭素なら陽子六個に中性子六個というふうに、種類ごとに数の決まった陽子と中性子が結びついてできています。原子の性質はマイナスの電気を持った原子の外側にある電子の数によります。電子の数は原子核でプラスの電気を持った陽子の数によって決まります。原子の性質すなわち原子の種類を決定するのは原子核にある陽子の数です。

同じ種類の原子なのに中性子の数が異なる原子核を持った原子があって、それを**同位体**と呼びます。陽子が一個の水素なのに、中性子が一個あって水素の二倍質量があるのが重水素、中性子が二個あって水素の三倍質量があるのが三重水素すなわちトリチウムという水素の同位体です。トリチウムは不安定でベータ線を出す放射性物質です。炭素には地球上で約九九パーセントを占める質量一二の安定な炭素以外に質量一三や質量一四の同位体があります。陽子が九二個もあるウランの同位体はすべて不安定な放射性物質です。中性子が一四六個ある質量二三八の同位体が約九九パーセントを占めますが、約〇・七パーセントしかない質量二三五の同位体が濃縮されて原子力や核兵器の核分裂に使われます。これらウランの同位体はまずアルファ線を出します。

アルファ線は陽子二個と中性子二個が結びついたヘリウム原子核と同じものなのでプラスの電気を持っており、ベータ線は電子なのでマイナスの電気を持っています。したがって、原子を構成するプラスの電気を持った原子核やマイナスの電気を持った電子にぶつかってエネルギーを与えやすくなります。実際、からだの中でアルファ線は一ミリメートルの一〇分の一も走らず、ベータ線は一センチも走らず、からだを通り抜けません。

一方、エックス線やガンマ線は電気としては中性で質量を持たない光の一種なので、アルファ線やベータ線よりはからだを通りやすくなります。医療の検査でからだの中を見るのに使われるのが、放射線の中でもエックス線とガンマ線、という理由がここにあります。しかし、まったく素通りするわけではありません。ふつうの光とちがって電子をはね飛ばしエネルギーが吸収されて、からだの細胞に影響を与えることがあるのです。

68 自然放射線と人工放射線

瀬川嘉之

放射線の種類の中でもアルファ線とベータ線とガンマ線は、不安定な原子核を持った放射性物質から飛び出します。そういう物質は私たちの身のまわりにけっこうあります。その上、地球には宇宙や太陽から放射線が降ってきています。ということは私たちは日常的にいつでも避けがたく放射線をあびているということです。これらを「自然放射線」と呼びます。放射線にはちがいありませんから、既に説明したように（↓44放射線はＤＮＡを傷つける）、ＤＮＡを傷つけ年間約五〇万人の日本の発がん数の一定割合には寄与しているでしょう。人間には寿命があり、がんなどの病気も自然発生します。

自然発生とは言えないがんなどの病気の要因と考えられる人工的につくられた物質は、環境中、大気や水や食べ物の中にたくさんあります。放射性物質もそうです。特に核実験や原子力発電所や再処理工場が稼動することで「人工放射線」の源となる放射性物質が増えています。自然放射線以外の人工放射線をあびるのは、必要最小限に止めたいものです。

自然放射線のもとになる不安定な原子核を持った天然の放射性物質には、ウラン、トリウムとそれらが放射線を出すことで変化した一連の物質、それからカリウムの同位体があります。このカリウムの同位体はベータ線とガンマ線を出します。カリウムは食品中に含まれ、体内に必ずあって重要なはたらきをしているので、その同位体も同時にからだに一定量をとりこんでいます。

ウランやトリウムは石や土の中に微量の一定量を必ず含んでいて、変化した一連の物質がアルファ線とベータ線とガンマ線を出しています。コンクリートやアスファルトも材料に石や砂が多くを占めているので、建物の中や路上のほうが土の上よりかえって自然放射線が多くなります。ウランが変化した代表的な物質のラドンは気体なので、常に石や土の中から出てきて私たちは吸い込んでいます。地下室でしかも換気が悪いと、このラドンを吸い込んで放射線をあびる量が増えます。日本よりも欧米のほうがその分のラドンによる被ばく量が多く、家の改造などの対策がなされています。

電子の加速・減速という多分に人工的な操作でつくるエックス線は「人工放射線」として特に医療の検査で使われています。

また、原発事故で人工放射線による被ばくが増え、今後も増えていくおそれがあります。ヨウ素やセシウムやストロンチウムの同位体など、自然には存在しない多くの放射性物質が放出されました。環境中での動態や生体への影響を調べ、対処していかなければなりません。

69 放射線の単位（その1）——放射線のエネルギー

瀬川嘉之

医療で使われるエックス線はエックス線発生装置から出てきます。アルファ線、ベータ線、ガンマ線は放射性物質から出てきます。これらの放射線源からどれだけ放射線が飛び出すかという量と、その放射線を生き物や人のからだがどれだけあびてどれだけ吸収するかという量はそれぞれ別です。放射線源からの距離やあびている時間などの他の条件が同じなら、飛び出す量が多いほど吸収する量も多くなりそうです。大体はそうなのですが、飛び出す量、吸収する量をもう少し正確に見てみましょう。

飛び出す量には、**図50**で言えば線が何本出ているか、一本の線がどれだけの量に相当しているかの二つがあります。実際に飛んでいるのが粒子だとすると、何個の粒子が飛び出すか、一個の粒子が持っているエネルギーはどれくらいかの二つになります。放射線の中でもアルファ線やベータ線は一個二個と数えやすい粒子で、一個の粒子の持っているエネルギーもその粒子の飛んでいる速さだと思えばわかりやすいでしょう。

一方、エックス線とガンマ線は目に見える光や紫外線や電波と同じで、電磁波とも呼

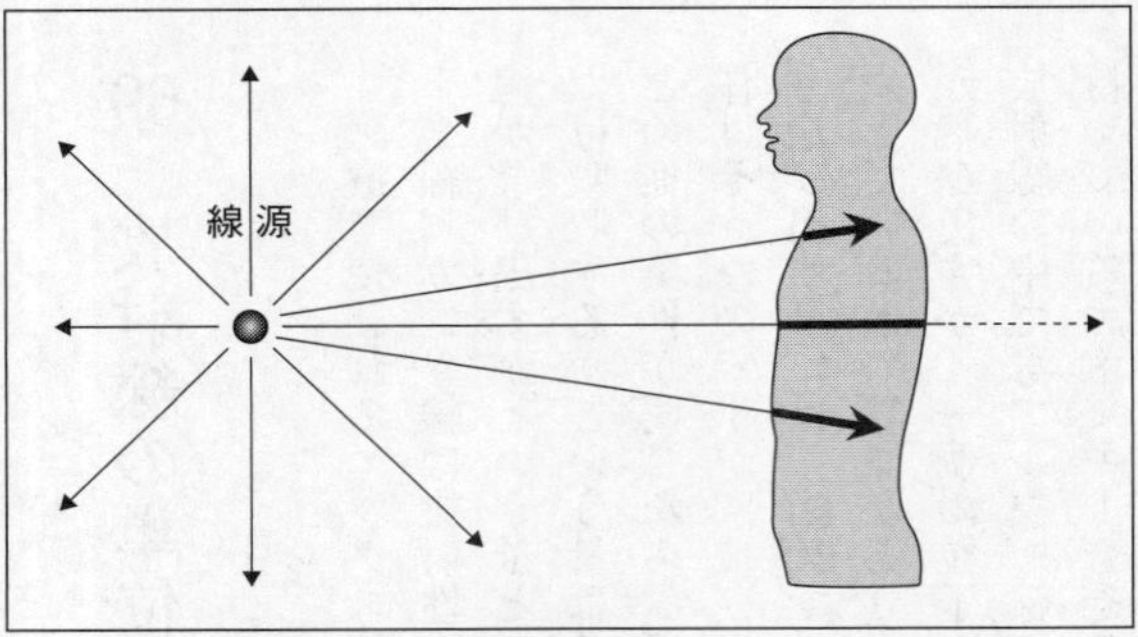

図50　放射線の発生と吸収

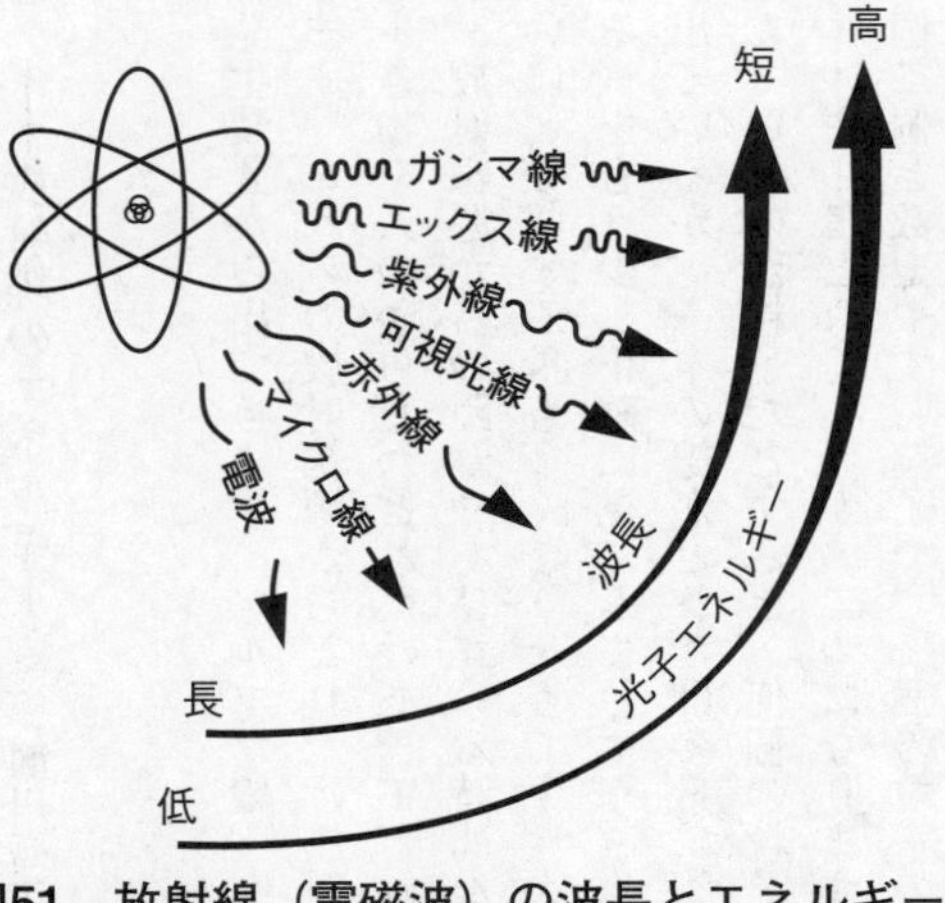

図51　放射線（電磁波）の波長とエネルギー

ばれますが、その中でもエネルギーの高いものです。光子という粒子が飛んでいると言ってもよいのですが、光子の飛ぶ速さは常に一定で、**図51**のようにエネルギーのちがいは波長のちがい、目に見える光で言えば色のちがいとして表れてきます。赤よりも青のほうが波長が短くてエネルギーが高く、青よりも紫外線のほうがさらに波長が短くてエネルギーが高く、それより一段と波長が短くてエネルギーの高いのがエックス線、ガンマ線です。エネルギーが高いと生き物や人のからだを通りやすくなったり、内部で吸収する量が多くなったりして、影響を与えやすくなります。

70 放射線の単位(その2)

――ベクレル、グレイ、シーベルトはどう違う?

瀬川嘉之

放射線源からどれだけ放射線が飛び出すかという量と、その放射線を生き物や人のからだがどれだけあびてどれだけ吸収するかという量はそれぞれ別の単位で表します。一個の不安定な原子核が一回放射線を出して変わるときに、どの種類のどれくらいのエネルギーを持った放射線がどの割合で飛び出すかは、放射性物質が何かによって決まっています。一定の時間すなわち**一秒間に、ある放射性物質中で何個の原子核が放射線を出して変わるかを表す単位がベクレル（Bq）**です。一秒間に一個の原子核が放射線を出して変われば一ベクレル、二個の原子核が放射線を出して変われば二ベクレルです。ある放射性物質について、この数値が高いほどその量が多く、たくさんの放射線が飛び出します。放射線を出す能力が高い、すなわち放射能の量が多いことになります。

エックス線発生装置では、高電圧をかけて真空の中に電子を飛ばして金属板にぶつけます。すると、電子が急に減速することによって、波長が短くてエネルギーの高い光の一種のエックス線が出ます。装置の電圧の設定によってエックス線の波長、エネルギーを変えることができます。放射性物質中の原子核が変わるときに放射線を出すわけではないので、ベクレルという単位は使えません。

放射性物質や発生装置から飛び出す放射線のエネルギーをどれだけ生き物や人のからだなどの物質が吸収するかは、すべての条件が同一ならば、どれだけ放射線が飛び出すかに相当するベクレル数やエックス線装置の電圧や電流の設定によって決まります。エネルギーを吸収するとは、そこで放射線が何かにぶつかって、止まるか、速さが遅くなるか、波長が長くなるということです。その時に物質を構成する原子と原子を結び付ける電子をはね飛ばすのです。これを**電離**といいます。一個の粒子、一本の線が一般に電離を起こすほどエネルギーが高いのが放射線なので、**電離放射線**とも呼ばれます。電子がはね飛ばされれば、物質が変化します。吸収する物質によって吸収されるエネルギーに、物質一キログラムあたりが吸収した個数、本数をかけて合わせればエネルギーの総量は変わってきます。一個の粒子、一本の線の吸収された分のエネルギーの総量になります。それは当然あびている時間が長いほど多くなります。一点にある放射線源からは四方八方に飛び出すので、物質にあたる個数、本数は距離が離れるほど**距離の二乗に反比例**して少なくなります。放射線源が面状にあったり、距離が非常に近くなったりすれば、二乗に反比例とは限りません。

物質一キログラムあたりが吸収するエネルギーの総量を吸収線量と呼び、単位はグレイ（Gy）で表します。人のからだでは臓器ごとの吸収線量を、放射線の種類や吸収した臓器のちがいに応じて足し合わせられるように**換算した単位がシーベルト（Sv）**です。

71 放射線の単位(その3)

──グレイからシーベルトへの換算

瀬川嘉之

『医療被ばく記録手帳』では記入の際に被ばく線量の単位はミリシーベルト(mSv)を使っています。放射線をあびて吸収した量をすべて足し合わせた被ばく線量によって、その影響が変わってきます。**巻頭図B**(→**【参考】**被ばく線量と健康障害)に示したように、急性障害は被ばく線量が多いほど影響が重篤になり、晩発障害は影響が現われる頻度が多くなります。一シーベルト、一〇シーベルトといった量は、チェルノブイリ原発事故やJCO臨界事故で作業者があびたような、それだけで重篤な急性障害が現われるとても高い線量です。福島第一原発事故のようによほどのことがあって最も被ばくした作業者について、すべて足し合わせたとしても一シーベルトの一〇〇〇分の一のミリシーベルト単位の被ばく線量ということになっています。空間線量率を測る線量計は一時間あたりの線量を表示することが多いので、一〇〇万分の一のマイクロシーベルト（μSv）の単位を使っています。

異なった種類の放射線を異なった臓器にそれぞれ単位ミリグレイ（mGy）の吸収線量だけ被ばくしたとしても、ICRPではそれらを足し合わせた一つの数値を被ばく線量として使っています。そのため以下のように、その放射線の種類が何か、吸収した臓器がどこかによって、からだへの影響の現れ方が異なるものとして、ミリグレイをミリシーベルトに換算するのです。

「66放射線の種類」で紹介した放射線の中で、アルファ線と重粒子線は、ミリシーベルトの数字がミリグレイの数字の二〇倍になります。陽子線は五倍、中性子線は粒子の速さ（エネルギー）によって五倍から一〇倍と少し複雑ですが、エックス線やガンマ線、ベータ線や電子線は一倍です。一倍とはミリシーベルトの数字もミリグレイの数字も同じということです。このように放射線の種類による影響の違いを考慮した線量を**等価線量**（mSv）とよびます。

エックス線やガンマ線をからだ全体に同じ線量だけ被ばくする場合、ミリシーベルトはミリグレイと同じ数値なのですから、どちらで言われても同じだと思ってください。臓器一キログラムあたりが吸収するエネルギーの一ミリグレイ、すなわちこの場合の一ミリシーベルトは、その臓器を構成する細胞の核にそれぞれ一本の放射線が通って吸収されるエネルギーに相当します。

検査ではからだ全体に同じ線量を被ばくすることはあまりないので、どの臓器がどれだけの線量を被ばくしたのかによって、ミリグレイ（＝ミリシーベルト）の数字に係数をかけて、足し合わせます。臓器ごとの係数は、骨髄・結腸・肺・胃・乳房他の六臓器は各〇・一二、生殖腺は〇・〇八、膀胱・肝臓・食道・甲状腺の四カ所は各〇・〇四、皮膚・脳・唾液腺・骨表面の四カ所は各〇・〇一です（**注1**）。このように放射線を吸収した臓器の種類による影響の違いを考慮し、からだ全体が被ばくした線量に換算して足し合わせた線量を「**実効線量**（mSv）」とよびます。

ミリシーベルト単位の一つの数値にするのは全身への平均化なので、係数の値からもわかるように、足し合わせたとしても高い臓器の被ばく線量よりは小さな数値になります。臓器ごとの被ばく線量が記録できれば、臓器ごとに足し合わせたほうがよいでしょう。

72　放射線の単位（その４）

――ベクレルからシーベルトへの換算

山見拓

放射線の種類や人体組織の感受性の違いなどを考慮した実効線量（ミリシーベルト）を使うことで、医療被ばくや食品汚染による被ばくなど、さまざまな「外部被ばく」や「内部被ばく」を共通の単位で評価することができ、被ばく線量の大きさを足し合わせて考えることができます。

福島原発事故以降、日本国内における土壌、空気、水、食品の放射能汚染が問題となり、さまざまな測定が行われるようになりました。これらの測定結果には、放射性物質の量（放射能量）を表すベクレル（Bq）が使われています。実際の測定値には、水ではBq/L、食品ではBq/kg、空気ではBq/m^3、土壌ではBq/m^2（またはBq/kg）というような単位が使われています。これは、水一リットルあたり、食品一キログラムあたり、空気一立方メートルあたり、土壌一平方メートルあたりにそれぞれ含まれる放射性物質の量（濃度や密度）を表しています。

放射能に汚染された食品や水、空気を体内に取り込むと、体の中から被ばく（内部被ばく）することとなります。体に取り込んだ放射性物質の量（Bq）に「線量換算係数」をかけ算することで、何シーベルト被ばくすることになるのかを計算することができます。

例えば、セシウム一三七によって一〇〇〇 Bq/kg の汚染のある食品があるとします。一〇〇〇 Bq/kg とは、食一キログラムあたりにセシウム一三七が一〇〇〇 Bq含まれているという意味です。この食品を一日に一〇〇 g（=〇・一 kg）食べたとすると、セシウム一三七の摂取量は、一〇〇〇 Bq/kg × 0.1kg = 100Bq となります。この摂取量に線量換算係数をかけ算すれば、何シーベルト被ばくしたのかがわかります。**表10**より、セシウム一三七を食べて取り込んだ（経口摂取）場合の線量換算係数は〇・〇〇〇〇一三 mSv/Bq ですから、この食品を食べたことによる被ばく量は、一〇〇 Bq ×〇・〇〇〇〇一三 mSv/Bq =〇・〇〇一三 mSv となります。もしも、この食品を一年間毎日食べ続けたとしたら、〇・〇〇一三 mSv ／日×三六五日／年=約〇・四七 mSv ／年の被ばくをすることになります。ここでは、セシウム一三七についてのみ計算しましたが、実際には、セシウム一三四など複数の放射性物質が含まれている場合があります。その場合は、それぞれの放射性物質ごとに被ばく量を計算し合計します。汚染された空気を吸い込んだり、水を飲んだ場合も同様に被ばく線量を計算することができます。

ベクレルをシーベルトに換算することができる「**実効線量係数**」は、放射性物質ごとに決められています（**表10**）。食べて取り込む経口摂取、吸い込んで取り込む吸入摂取など摂取経路の違いや、大人、子どもなど年齢の違いによって、それぞれ係数が異なります。この係数は、取り込んだ放射性物質が出す放射線の種類、また、肺や甲状腺など、臓器の種類による違いを考慮して決められており、計算された線量は「実効線量」となります。

また、汚染された食品を食べるなど、体の中から被ばくする内部被ばくの場合、体の中に取り込んだ放射性物質が排泄によって体の外に完全に出てしまうか、または、半減期によって放射能が完全に減衰してしまうまで被ばくが続くことになります。そこで、内部被ばくによる線量を考えるときは、すでに受けた線量だけでなく、体の中に放射性物質が残っている間受けることになる線量まで含めて評価します。これを「**預託**《よたく》**実効線量**」と呼び、大人の場合は摂取したときから五〇年間、子どもや乳幼児の場合は摂取したときから七〇歳までに受けることになる線量を、摂取した年にまとめて受けたものとして考えます。**表10**に示した係数は、この「預託実効線量」の考え方に基づいてつくられています。現在では、チェルノブイリなどの被ばく影響の研究から、より安全の側にたった実効線量係数を使おうとする動きもあります。

放射性物質に汚染された空気や土壌の近くにいると、空気や土壌に含まれている放射性物質から出る放射線によって体の外から被ばく（外部被ばく）することになります。アルファ線やベータ線はあまり遠くまで飛ぶことができず、衣服などに当たると止まってしまいます。そのため、空気や土壌からの外部被ばくは、そのほとんどがガンマ線によるものになります。

汚染された土壌の測定結果から地表面汚染密度（Bq/m^2）がわかれば、換算係数を使うことで地上一メートルの高さにおける実効線量率（Sv/h）を計算することができます。土壌中の汚染濃度（Bq/kg）から計算することもできますが、深さ何センチメートルまでの土を想定するかによって結果が変わってしまいます。そのため、換算係数を使った計算結果をみるときには、想定された条件を確認する必要があります。また、サーベイメータなどの放射線測定器を使うことで、空気や土壌の汚染による実効線量率を直接測定することもできます（↓73放射線測定器のいろいろ）。このようにして測定や計算によって求めた実効線量率に、滞在時間をかけ算することで外部被ばく量（Sv）を計算します。放射線の影響は、放射性物質との距離が近いほど強く受けることになります。子どもの場合は、大人よりも地面からの距離が近くなること、また、汚染された土に直接触れてしまうことなどを考えると、特に注意が必要です。

核種	化学形	吸入摂取した場合の実効線量係数(mSv/Bq)	経口摂取した場合の実効線量係数(mSv/Bq)
ストロンチウム 90	チタン酸ストロンチウム以外の化合物	0.00003	0.000028
ストロンチウム 90	チタン酸ストロンチウム	0.000077	0.0000027
ヨウ素 131	蒸気	0.00002	–
ヨウ素 131	ヨウ化メチル	0.000015	–
ヨウ素 131	ヨウ化メチル以外の化合物	0.000011	–
セシウム 134	すべての化合物	0.0000096	0.000019
セシウム 137	すべての化合物	0.0000067	0.000013

表 10　実効線量係数の例

73 放射線測定器のいろいろ

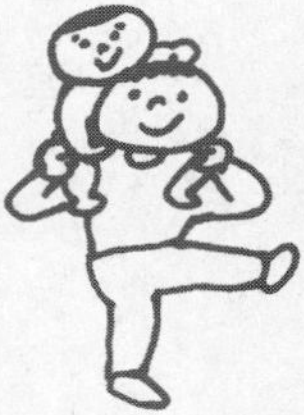

山見拓

東日本大震災、そして福島原発の事故後、行政や調査機関のみならず、市民も自ら放射線を測ろうとする動きが広がっています。放射線にはさまざまな種類がありますが、これらを目で見ることはできません。空気中や土壌にどのくらいの放射性物質が含まれているのか、また、食品や水がどの程度汚染されているかを確かめるためには、測定器を使って放射線を計測する必要があります。

放射線が物質に当たると、放射線の種類とそのエネルギーの大きさによって、電離や発光（励起《れいき》＝後述）、発熱などのさまざまな現象を引き起こします。これらの現象を電気信号に変換し計測することで飛んできた放射線の数や、放射線の持つエネルギーの大きさを知ることができます。

物質は原子核とその周りを回る電子によって構成されています。アルファ線、ベータ線などの放射線（荷電粒子）が物質に当たると、放射線からエネルギーをもらった電子が外に飛び出すことが起こります。このようにして、電子がはね飛ばされることを**電離**と言います。電離によって飛び出した電子の流れを測定することで、放射線を計測することができるのです。ガンマ線やエックス線などの電磁波は、物質中にある電子とさまざまな相互作用を起こします。その結果として、二次的に電子を放出させます。中性子線は、原子核と核反応を起こし、陽子やアルファ線、ガンマ線などを放出させます。ガンマ線やエックス線、中性子線も、相互作用の結果放出された荷電粒子が電離を引き起こすため、アルファ線やベータ線と同じように計測ができるのです。このような電離作用を利用した放射線検出器として、電離箱、比例計数管、ガイガーミュラー（GM）計数管や、ゲルマニウム（Ge）などを利用した固体半導体検出器があります。

また、放射線が当たると発光する物質があります。この物質に放射線が当たると、物質の原子核の周りを回る電子が、放射線からエネルギーをもらって、いつもより外側の軌道に移ることが起こります。これを**励起**と言います。いつもより外側の軌道に移った電子が普段の軌道に戻るときに光としてエネルギーを放出します。このときの光をシンチレーション（蛍光）と呼びます。この光はとても弱いものなので肉眼で確認することはできません。光電子増倍管などで光を増幅させることで、電気信号としてとらえることができるのです。このような発光作用を利用した放射線検出器を**シンチレーションカウンター**と呼び、放射線が当たることで発光する蛍光物質を**シンチレーター**と呼びます。ガンマ線の測定には微量のタリウムを含むヨウ化ナトリウムの結晶（NaI（Tl））をシンチレーターとして使うなど、測定したい放射線の種類に応じてさまざまな種類のシンチレーターがあります。

医療で使われているエックス線撮影は、身体を通過したエックス線によって写真フィルムが感光することを利用しています。ハロゲン化銀という物質を使用した写真乾板に放射線が当たると、写真乾板の内部で生成された自由電子によって銀イオンが銀になり黒くなります。この黒くなる度合いによって放射線量を可視化することができるのです。これを写真作用と言い、放射線による化学作用の一つです。この写真作用は放射線が発見された当時から、放射線を検出する方法として利用されてきました。エックス線撮影の他に、放射線作業環境で使用する個人線量計にもこの写真作用を利用したフィルムバッジが使われています。

発光現象でも、放射線が当たったところに熱を加えたり紫外線を当てることで、後から発光を起こすことができる物質があります。この物質は放射線が当たった量を蓄積できるので、数日から数カ月間の積算線量を測定することができます。このような蓄積型の発光現象を利用したものに、熱ルミネッセンス線量計（ＴＬＤ）や蛍光ガラス線量計などがあります。最近では、エックス線フィルムの代わりに、この蓄積型の発光現象を利用した「イメージングプレート」を使うエックス線撮影も増えてきました。

身近に入手できる放射線測定器にガイガーミューラー計数管を使った**ガイガーカウンター**があります。ガイガーカウンターは放射線の電離作用を利用して測定器の検出部を通るベータ線やガンマ線の数を計測することができます。一定時間に飛んできた放射線の数を数えており、一分間に一〇〇本の放射線が測定器を通過した場合は一〇〇cpm（counts per minute）となります。放射線の数を数えるだけですので、ベータ線とガンマ線のどちらを数えているのか、その放射線の種類を区別することはできません。例えば、セシウム一三七のガンマ線を使ってcpmと実効線量率（Sv/h）との関係をあらかじめ調べておくことで、cpm値からマイクロシーベルト／時の値に換算することができます。ただし、この場合はセシウム一三七から出てくるガンマ線以外の放射線がまざっていると、正しく換算することはできません。

発光作用を利用したシンチレーションカウンターを使うと、シンチレーターが光った回数で放射線の数を調べることができる他に、光の強さを分析することで放射線の持つエネルギーを調べることができます。また、放射線を波長ごとに分析することもできるため、その波長の特徴から放射性物質の種類まで詳しく調べることができます。

固体の電離作用を利用した**固体半導体検出器**も、シンチレーションカウンターと同じように放射線の持つエネルギーまで詳しく調べることができるため、高い精度が求められるような分析に使われます。

空間の線量や表面汚染の測定には、小型で携帯ができる**サーベイメータ**がよく使われています。電離作用を利用したＧＭ管式、測定精度の高い電離箱式の他、発光現象を利用したシンチレーション式のサーベイメータがあり、エックス線やガンマ線、表面汚染ではベータ線の線量を計測することができます。測定方式や放射性物質の種類に応じた係数を用いて、計測値を換算し実効線量率（Sv/h）を表示します（**注2**）。

原子力事業者や各自治体では、原子力関連施設からの放射性物質の放出を監視するため、発電所周辺などの複数の地点にモニタリングポストを設置しています。サーベイメータと同様、ＧＭ管式や電離箱型、シンチレーション式の測定器を使って大気中のガンマ線を二四時間測定し監視を行っています。モニタリングポストにおける測定値は、空気が放射線を吸収する量を意味する**「空気吸収線量（空間線量）率」（Gy/h）**を使って表します（**注3**）。

市販で購入することのできるガイガーカウンターなどの安価な測定器は、測定誤差や線量当量の種類など仕様が詳しくわからない場合があります。表示される測定結果が実際とは大きくずれている可能性もあるため、仕様がよくわからない測定器を使うときは、普段からの測定値を目安にし、相対的な数値の変化を確認するために使うとよいでしょう。また、少し時間をかけて複数回測定し、その平均をとることで、測定値のばらつきをある程度まで改善することもできます。

個人が一定期間のうちにどれだけ外部被ばくしたか、その積算線量を記録する測定器を**個人線量計**と言います。エックス線、ガンマ線、ベータ線、中性子線測定用があり、測定値をデジタルデータで確認しやすい電子式ポケット線量計や、フィルムバッジ型の線量計があります。個人線量計は、身体の特定の場所に一定期間身につけて使用します（**注4**）。

食品や水の測定では、測定用の容器に入れたサンプルから飛び出してくるガンマ線を測定します。含まれている放射性物質の量の他に、放射性物質の種類まで詳しく分析するために、感度の高いシンチレーションカウンターや固体半導体検出器を用いた測定装置を使います。飛び出してきたガンマ線の数をガンマ線の持つエネルギー別に数えることで、サンプルに含まれているセシウム一三七や一三四、カリウム四〇など、放射性物質の種類ごとの濃度（Bq/kg）などを調べることができます。測定誤差をできるだけ小さくするためには、一定の時間をかけて測定し、鉛等を使って測定器全体を遮蔽《しゃへい》するなど、外からやってくる放射線の影響（バックグラウンド）をできるだけ小さくする必要があります。

食品や水の測定結果などでは「ND（not detected）」という結果がでることがあります。これは測定器の性能や測定時間の関係で「放射性物質を検出できる限界値以下でした」という意味です。放射性物質がまったくなかったという意味ではありません。

そのため「ND」という記載があった場合は、測定したサンプル量や測定器の定量下限値、測定時間などの測定条件を確認する必要があります。

エックス線を使った医療検査による被ばく量の測定にも放射線測定器を使います。エックス線CT検査の被ばく線量測定では、CT専用の電離箱をセットしたファントム（人体と形状や化学成分がよく似た物質）を検査台に置き、実際にCT検査機器を動かしてエックス線による被ばく線量を測定しています。

74 ホールボディーカウンターとは？

山見拓

食事や呼吸によって、放射性物質を体の中に取り込んでしまうと、取り込んだ放射性物質が出す放射線によって体の中から被ばくします。これを内部被ばくと言います。どれだけ内部被ばくしているのかを知るためには、体の中に取り込んだ放射性物質の種類やその物質が体のどこにどれだけ溜まっているのかを調べる必要があります。

ホールボディーカウンターは、体内に取り込んでしまった放射性物質が出す放射線を体の外から直接測定し、内部被ばくを調べる方法の一つです。福島原発事故以降、民間の医療機関等でも、ホールボディーカウンターによる内部被ばく検査を受けることができるようになりました。お住まいの地域によっては、検査費用が無料になったり、検査費用の補助を受けることができます。

ホールボディーカウンターは、NaI（Tl）による高感度のシンチレーション式検出器（↓73放射線測定器のいろいろ）を使って、体から外に出てくるガンマ線を測定し、体内に溜まっている放射性物質の量（Bq）を調べることができます。ガンマ線の持つエネルギー量の違いも分析することができるため、ヨウ素一三一やセシウム一三七などの放射性物質の種類も同時に調べることができるのです。また、全身をスキャンすることで、放射性物質の体内分布を測定することができます。わずかな放射線であっても正確に調べることができるように、ホールボディーカウンターの装置全体を放射能汚染の少ない鉄や鉛で遮蔽するなどし、外部からの放射線の影響をできるだけ少なくしています。

ホールボディーカウンターによって測定できる放射性物質の量（Bq）は、測定時点で体内に存在する量です。体内に取り込んでしまった放射性物質の量は、代謝によって日々変化していきます。そのため、ホールボディーカウンターを使って内部被ばく線量（mSv）を評価するには、いつどのような形で放射性物質を取り込んだのかを仮定し、測定した時点までの摂取量を推定する必要があります。この推定摂取量に、放射性物質ごとの線量換算係数（mSv/Bq二七七頁**表10**）をかけ算することで、内部被ばく線量を計算しています。また、内部被ばくの場合、摂取した放射性物質が完全に体から排泄されるか、または、放射能が完全に減衰してしまうまで被ばくが続きます。そのため、成人については五〇年間、小児については七〇歳までの間受けることになる線量を、まとめて摂取した年に受けたものとして考える預託《よたく》線量（↓72放射線の単位）で評価しています。

体の外から放射線を直接測定する方法には、ホールボディーカウンターの他に、甲状腺に溜まったヨウ素一三一からのガンマ線を測定する甲状腺モニターや、呼吸によって肺に集まったプルトニウム二三九（その娘核種であるウラン二三五）などからの特性エックス線を測定する肺モニターなどがあります。

ヨウ素一三一やセシウム一三七などから出るガンマ線は透過力が強いため、ホールボディーカウンターを使って体の外から直接測定することができますが、透過力が弱く体内で吸収されてしまうアルファ線やベータ線は測定できません。そのため、プルトニウム二三九やストロンチウム九〇のように、アルファ線やベータ線のみを出すような放射性物質による内部被ばくを調べるには、排泄物や唾液、血液などの試料を測定し、体内の放射性物質の量を推定する**バイオアッセイ法**を用います。ホールボディーカウンターと同様に、試料に含まれている放射性物質の量から体内摂取量を推定し、内部被ばく線量を評価することができます。バイオアッセイ法は、放射線の種類に応じて測定器を選択できるので、アルファ線、ベータ線の他にガンマ線を出す放射性物質も測定することができます。しかし、試料の前処理（濃縮や灰化など）の出来や、体内摂取量を推定する際に考慮する代謝や排泄の速度に個人差があるため、推定の精度はホールボディーカウンターに比べて劣ります。

第8章　注・参考文献

注1　*ICRP Publication 103: Recommendations of the ICRP*, Elsevier, 2008.

注2　サーベイメータが表示する実効線量率（Sv/h）は、身体の表面から深さ一センチのところにおける吸収線量を意味する「一センチ線量当量率（Sv/h）」を表示するよう調整されています。人体がガンマ線を浴びた場合、身体の表面よりも深い部分の被ばく量が高くなります。「一センチ線量当量率」とは、身体の表面から一センチの深さの被ばく線量を評価の基準とし、放射線防護上、安全に余裕をもって被ばく線量を考えるやり方です。計測した放射線のエネルギーに応じて換算係数をかけ算することで一センチ線量当量率に換算しています。サーベイメータのように空間の線量を測定する場合の線量当量を周辺線量当量と言います。

注3　セシウム一三七のガンマ線の場合、「空気吸収線量（空間線量）率」（Gy/h）の値を

約一・二倍（Sv/Gy）することによって、一センチ線量当量率（Sv/h）に換算することができます。

注4　個人線量計の測定値は、一センチ線量当量（Sv）や、より皮膚表面に近い七〇μm線量当量（Sv）を使って表します。個人線量計の線量当量も放射線のエネルギーに応じた係数をかけ算することで換算しており、このような個人線量を測定する場合の線量当量を個人線量当量と言います。

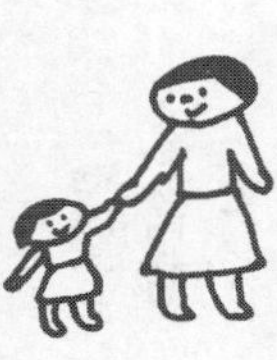

参考文献

（1）原子力資料情報室編『ほんとにだいじょうぶ？　身近な放射線』原子力資料情報室、二〇〇六年
（2）古川路明『放射化学』朝倉書店、一九九四年
（3）菅原努編、青山喬、丹羽太貫編著『放射線基礎医学』第一〇版金芳堂、二〇〇四年
（4）Hall, E. J. 著、浦野宗保訳『放射線科医のための放射線生物学』篠原出版新社、一九九五年
（5）大塚徳勝、西谷源展『Q&A放射線物理　改訂新版』共立出版、二〇一一年
（6）西臺武弘『放射線線量測定学』文光堂、二〇一一年

新コラム記事

くらしの中の放射線

1　ホルミシス効果とラドン温泉
――根拠乏しく裏づけもない

崎山比早子

ホルミシスとは、大量に使えば有害な物質でも、少量ならば生体の機能を刺激する、という意味で使われます。放射線の場合は「大量にあびると身体に害になるけれど、少量ではむしろ刺激として働く」といわれ、近年はこれに「身体によい効果がある」

が加えられています。福島原発事故が起きた当初にもインターネットで「少しの放射線はホルミシス効果があるので、身体に良いから福島に行こう」等という専門家と称する人からの動画が流され、多くの人の関心を集めました。

放射線ホルミシスの初期の研究は、植物、カビ、藻類、昆虫などを使って行われました。日本でホルミシスが大きく取り上げられはじめたのは一九九〇年代初めからです。電力事業者連合（電事連）が出資する電力中央研究所（電中研）などで主に研究されましたが、**これまで説得力のあるデータは得られていません。**

また、岡山大学の研究者をはじめとする著名な放射線影響の研究者がラドンの健康影響を調査したことがあります。ラドンはウランが崩壊してできてくる放射能で、原子力発電の燃料となるウランを採掘する労働者に肺がんを引き起こして問題となっています。ラドンで有名な三朝温泉地域に住む人のがん死亡率が、ラドンの量が低い対照地域に住む人よりも低いという調査結果が発表されました。この結果はラドンのホルミシス効果として温泉やヘルスセンターなどで客寄せに使われています。同じ研究グループは六年後に調査をやり直しました。その結果は前に得られたものとは逆となり、肺がんなどはむしろラドン濃度が高い三朝地域の方が、ラドン濃度の低い地域と比べ高くなっていました。にもかかわらずホルミシス効果の訂正はなされていません。この両論文では、ラドンの量が非常に低いにもかかわらず調査対象の人数が少なく、疫学調査としても信頼にたるデータは得られないであろうことは当初から想像できたことでした。電力会社が住民を対象に放射線の影響について行う講演会では必ずといって良いほどホルミシスが取りあげられ、人々を惑わしています。

米国科学アカデミーのBEIR-VIIは、ホルミシスの研究報告をいろいろな角度から分析しています。そして、発表されてきた低線量放射線が健康によいとするホルミシス効果は、実験的な根拠に乏しく、しかもそれを裏づける理論もあいまいだと結論しています。

放射線をあびて遺伝子に傷がつくと、その傷を治すために、細胞はいろいろな修復酵素を産生します。これらの修復酵素が壊されず、まだ存在する時間内に次の放射線をかければ、はじめて放射線をかけた場合よりも傷は治りやすくなります。この現象は適応応答とよばれ、生物が放射線傷害を修復するための生体防御機構と考えられています。しかし、これは一回目と二回目の照射の間隔が長いと効果はありません。その上、傷を治すことができるから傷をつけても良いという理屈は成り立たないでしょう。

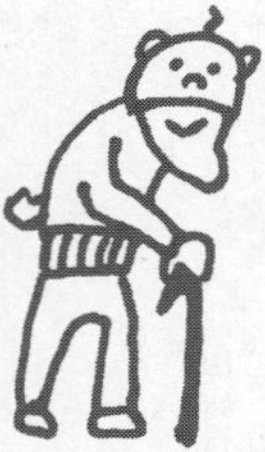

2　内部被ばくを防ぐ食生活

奥村晶子

原発事故で大量に放出されたセシウム。内部被ばくを防ぐためにもっとも大切なことは、汚染された食品を食べないことです。しかし長期的放射能汚染状況の日本において、放射能ゼロの食生活はなかなか望めません。検出限界以下で数値に表われなくても、セシウムを体内に取り込んでしまったのではないか、という目に見えない漠然とした不安はつきまといます。そこで「なるべく取り込まない、取り込んでしまったものはなるべく速やかに体の外に排出する」。これが食生活の基本です。

セルロース、アルギン酸、ペクチンなどの食物繊維は、放射性物質や重金属を腸内で吸着して排泄する役割を持っています。チェルノブイリ事故後、被災地ベラルーシで使われたアップルペクチンのことは、ご存知の方も多いと思います。内部被ばくした子どもたちに投与したところ、体内のセシウム蓄積量が著しく減少したと言われています。しかしこの**ペクチン、有害物質だけでなく有用なミネラル、ビタミンも排泄してしまう**という難点があります。ペクチンをサプリメントのような形で極端に摂取すると、ミネラル、ビタミン不足を招く恐れがあるので注意が必要です。ペクチンを多く含むリンゴ、モモ、アンズなどの果実や豆類そしてアルギン酸を多く含む海藻類などを、毎日の食事にバランスよく取り入れることがおすすめです。

内部被ばくに特効薬はありませんが、「十分な栄養摂取」と「有害物質の排除」を手掛かりに、改めて食生活を見直してみましょう。

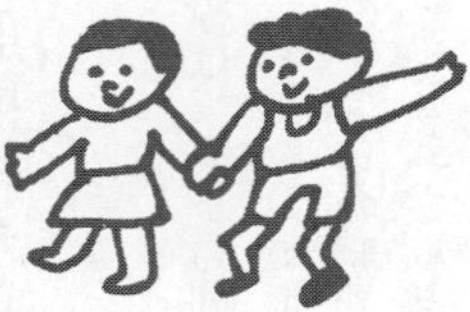

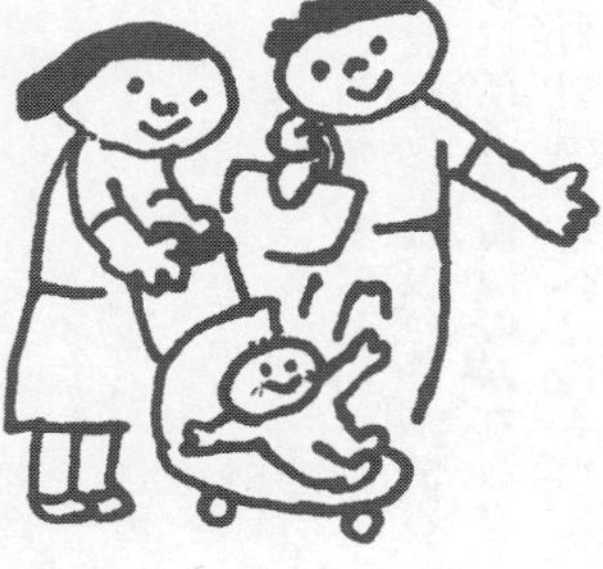

3　放射線利用の経済規模

高木久仁子

放射線は、原子力利用はもとより工業、医療、農業といろいろな分野で利用されています。どんな分野でどのように利用されているかは一般にはあまり知られていません。二〇一〇年の原子力委員会の資料（次頁**注1**）によれば、経済規模からみると、原発などへのエネルギー利用へは五四％で五兆円弱、そして放射線利用へは四六％で約四兆円です。放射線利用の割合は、次頁**図**（放射線利用の経済規模）のように工業へ五六％、医学・医療へ三七％、農業へ七％です。工業利用の半分以上はイオンビームや中性子線を使う半導体製造加工、四分の一程度が電子加速器や診断用エックス線装置などの照射設備、残りが計測機器、非破壊検査、放射線滅菌、ラジアルタイヤや電線・ケーブル等の高分子加工への利用です。

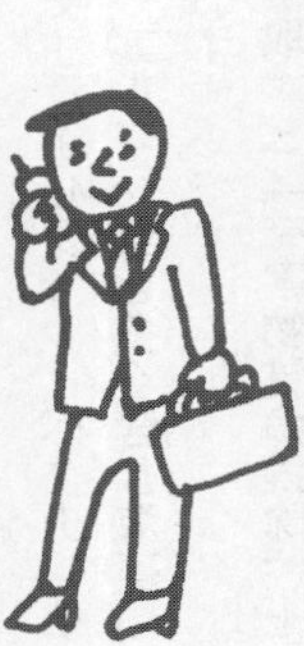

図　放射線利用の経済規模

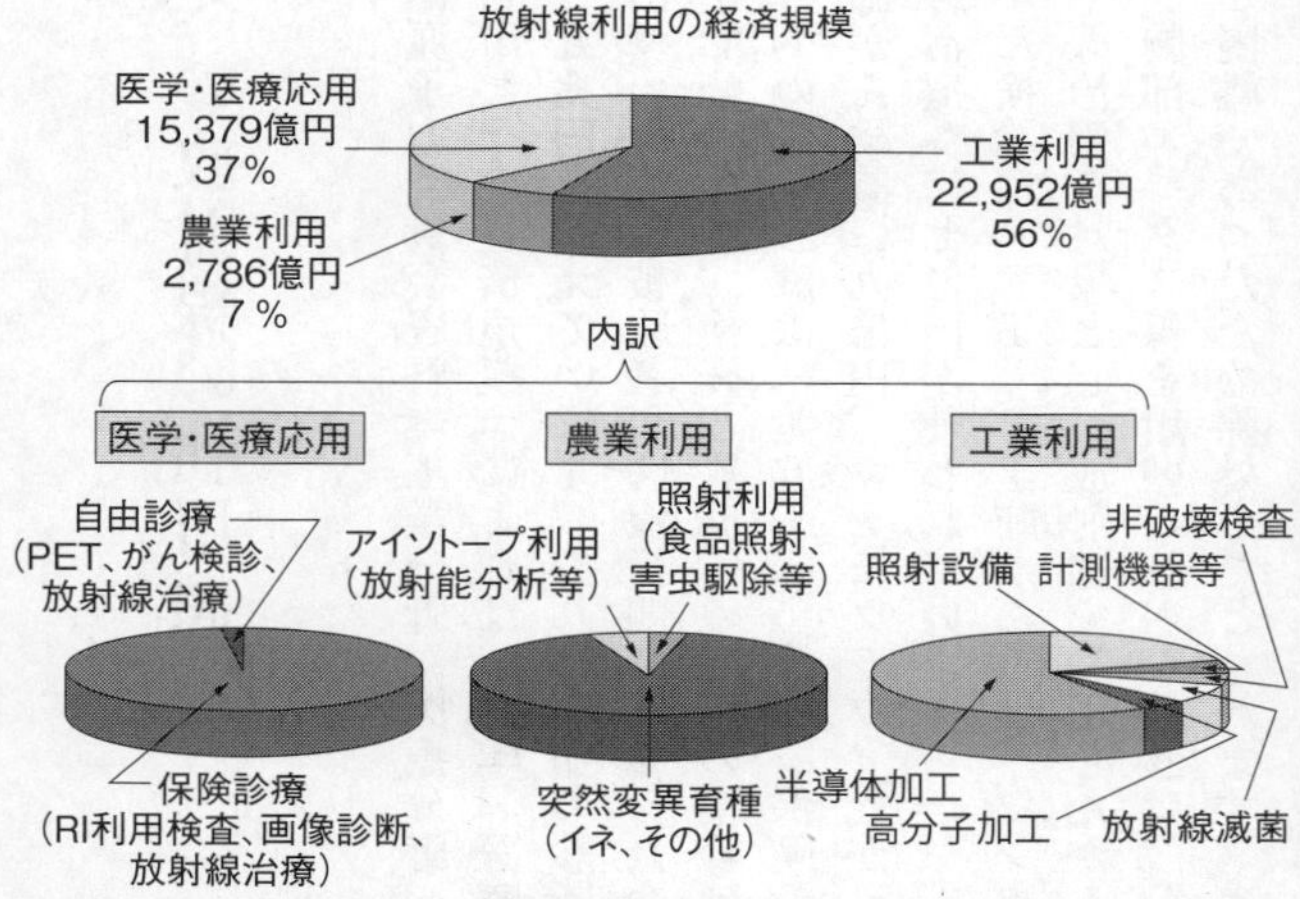

独立行政法人　日本原子力研究開発機構、内閣府委託事業「放射線利用の経済規模に関する調査」報告書より作成(2007)

注1　平成22年2月18日　第7回原子力委員会資料「工業分野、医療分野、農業・資源・環境分野等における放射線利用とその経済規模」より（内閣府委託事業、日本原子力研究開発機構「平成19年度放射線利用の経済規模に関する調査報告書」データは平成17年度のもの）

4 医療への放射線の利用額

高木久仁子

前出の第七回原子力委員会資料「工業分野、医療分野、農業・資源・環境分野等における放射線利用とその経済規模」によれば、**医学・医療への放射線利用の金額は工業に次ぎ、一・五兆円を超えています**。これは疾病の診断、治療のための検査、画像診断、放射線治療のために被験者が医療機関に支払った金額です。前頁の図は保険診療か自由診療かで分けられ、検査と診療への支出の割合はわかりません。平成一七年度の医科・歯科への保険診療は一兆五一〇〇億円、保険診療外のPETがん検診に八二億円、CT肺がん検診に九億円、マンモグラフィ乳がん検診に二〇〇億円、陽子線治療と重粒子線治療へ二七億円が使われています。

ここでは、がん検診はPET、CT肺がん検診、マンモグラフィ乳がん検診と陽子線治療、重粒子線治療を対象とし、放射線を利用したがん検診のうちで胃透視を用いた胃がん検診、胸部エックス線を用いた肺がん検診は、公開データから全国規模の経済効果の推定が困難であったため除外したとされます。

表　国内の病院における診断機器保有状況
（2008年）厚生労働省「医療施設調査」

	台数
マルチスライスCT（その他のCT）	5,960（6,040）
マンモグラフィ	3,792
RI検査（シンチグラム）	1,577
SPECT	1,337
PET	199
PET　CT	267

また、放射線診断機器の台数は**表**のとおりです。

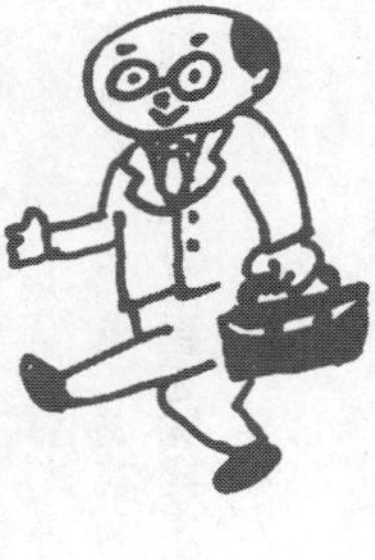

5 農業（突然変異育種・害虫防除・食品照射）への放射線の利用

高木久仁子

農業分野への放射線利用は、イネその他への放射線育種が金額の大部分を占めています。ガンマ線やイオンビームを照射して起こる突然変異を利用して**新品種を開発**するものです。耐病性のイネをはじめ、大豆、小麦、梨、桃、カーネーション、菊などの花卉《かき》へ利用されています。

害虫防除では、害虫にコバルト六〇のガンマ線を照射によって不妊化した虫を大量に野外に放ち、次世代の個体数を減らし根絶するという**「不妊虫放飼法」**がとられ、沖縄のウリミバエの根絶などに利用されています。

食品照射は、**殺菌**、**殺虫**、**発芽防止など**に利用されます。処理量が多いのは中国、アメリカ、ウクライナ、ブラジルなどで品目は、ニンニク、香辛料、穀物、果実、冷凍エビ、ジャガイモ、玉ねぎ、肉類、冷凍食品等々です。日本では、北海道士幌農協のジャガイモへのコバルト六〇照射による発芽防止が許可されています。

食品照射の開発は、一九五〇年代、アメリカのアイゼンハワー大統領のアトムズ・フォー・ピースの一環として、米陸軍が冷凍施設なしでも食料保存できるよう、食品照射の研究が開始されました。動物実験による毒性試験では、出生率低下、寿命短縮、成長率低下、甲状腺異常などが報告されましたが、照射食品との因果関係は退けられ、発がん試験でも多くの場合問題ないとされました。国連食糧農業機関（ＦＡＯ）、世界保健機関（ＷＨＯ）と国際原子力機関（ＩＡＥＡ）によってつくられた照射食品の健全性に関する合同専門家委員会（ＪＥＣＦＩ）は、一九八〇年に平均一〇キログレイの線量までならどのような食品を照射しても毒性上の障害を示すことはなく、一〇キログレイ以下の照射ならば食品に対して栄養上あるいは微生物学上の問題をもたらすことはないと結論しましたが、消費者団体は、安全性はもとより、誰のための、何のための推進かと食品照射を批判しています。

6 航空機利用時の宇宙線被ばく

高木久仁子

上空ではより強い宇宙線をあびます。飛行機で東京―ニューヨークを往復すると〇・二ミリシーベルト被ばくするとされます。宇宙線は、太陽の活動によって変動し、上空ほど強く、地球磁場の影響をうけるため、地磁気緯度の高い南極・北極付近では強く、緯度の低い赤道付近では弱くなります。日本からアジア・豪州航路より欧米への北極経由ルートは線量が高くなります。

また宇宙ステーションに滞在する宇宙飛行士は、宇宙航空研究開発機構によれば、一日当たり一ミリシーベルト被ばくするとされます。

国際放射線防護委員会（ＩＣＲＰ）は一九九〇年に、航空乗務員などの宇宙線被ばくを職業被ばくの対象とするよう勧告しました。文科省の放射線審議会は二〇〇六年に航空機乗務員の被ばく管理に関するガイドラインを策定し、年間五ミリシーベルトを管理目標値とした自主管理をするよう航空会社へ通達しましたが、法的規制はありません。航空機利用の頻度が増える中、乗務員だけでなくビジネスや旅行客などの被ばくも増え、対策が求められています。

7　RI廃棄物のゆくえ

高木久仁子

RIとは放射性同位元素（ラジオアイソトープ）のことで、研究所、大学、企業、医療機関約から出る放射性廃棄物をRI・研究所等廃棄物といいます。医療用には半減期の短い検査用だけでなく、テクネチウム九九m、ヨウ素一二九など半減期の長い核種もふくまれます。注射器、試験管、ペーパータオル、ろ紙、シート、ゴム手袋、実験動物、排気フィルター、医療用放射線発生装置解体に伴う放射性廃棄物などがあげられます。RI廃棄物の大部分は日本アイソトープ協会が集荷・貯蔵し、岩手県滝沢村のラジオメディカルセンターで圧縮処理や焼却処理され焼却灰はドラム缶に保管されています。

放射線障害防止法の改定で基準以下の放射性廃棄物は一般廃棄物とするという「放射性廃棄物のスソ切り処分」が二〇一二年より実施されました。増え続ける放射性廃棄物の規制を緩くしてカサを減らそうというのです。

一方、法改定により二〇〇八年にRI・研究所等廃棄物の約八割を排出する日本原子力研究開発機構が、研究所、大学、企業、医療機関等からの高レベル以外の放射性廃棄物を埋設処分する事業主体とされました。第一期事業では、焼却、圧縮、溶融して容器に詰めた放射性廃棄物を地上または浅い地中のピット（穴）またはトレンチ（壕）へ埋め、五〇年の操業ののち覆土し閉鎖、ピット処分では三〇〇年間、トレンチ処分では五〇年間管理するというものです。二〇四八年度までにドラム缶約五三万本分の埋設を行うとし、処分場探しが始まっています。

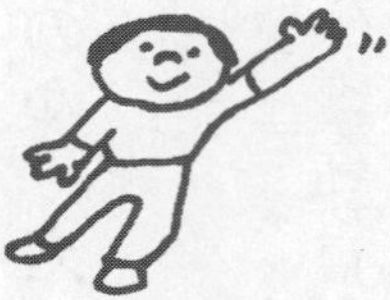

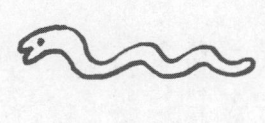

あとがきにかえて――がん登録法の成立

崎山比早子

不老不死を求めた秦の始皇帝ならずとも、不老長寿は人類長年の夢でありました。がん遺伝子を発見し、発がんのメカニズムをかなりの部分まで明らかにした現代科学は、寿命を延ばすことに向かっているように見えます。今や老化のメカニズムを研究し、長寿遺伝子と言われるサーチュインを発見しました。そして、誰しも健康で長生きできれば、と望んでいると思います。そのために検診を受け、自覚症状が出ないうちに病気を見つけて治してしまおうとするのでしょう。しかし、その意図とは裏腹に、検査の多くには放射線が使われ、被ばくによってがんその他の病気が引き起こされる可能性がある一方、検査によって寿命が延びたという証拠はないのです。

日本は検査による被ばくが世界で最大です。毎年約一万人ががんになるという論文が発表されてから十年経ちました。しかし、いまだに厚生労働省に医療被ばくを低減させるための部署は設置されていません。これには英米政府の取り組みと比較して、ただ啞然とするばかりです。放射線には安全量はなく、がん死率は線量に比例して増えるという国際的合意がなされています。これは広島・長崎原爆被ばく者の寿命調査のデータが元になっているのです。しかし、日本の放射線研究者の多くが一〇〇ミリシーベルト以下では被ばくと病気とが関連するという証拠はないと言い、子供たちにもそう教えています。その傾向は福島原発事故以来特にあからさまになってきました。健康に問題を抱えた被ばく者の長年の協力を得て調査され（いくつかの問題は指摘されているにしろ）世界的に認められた研究成果を、専門家と称する人々が何らの科学的根拠を示すことなく否定している構図には何か異様な感じを抱かされます。

老化のメカニズムがわかれば、寿命をコントロールしようとする研究はさらに盛んになるでしょう。一方放射線が老化を促進することはよく知られており、老化のメカニズムが明らかになるほど、放射線がなぜ老化を促進するのかもわかってくることでしょう。それなら、老化を防止し寿命を延ばすためには、放射線を浴びないことが肝要であることは誰の目にも明らかです。福島で限度線量を年間二〇ミリシーベルトまで上げればその分、発がん、老化が促進されます。政府がその気になりさえすればできる無用な放射線を浴びさせないという予防法を脇において、がんになってからの難しい治療方法を追求するのはおかしな話です。

日本にはこれまでがんによる死亡に関しては、全国的な統計がありました。しかし、がんにかかった人の数を知るための「がん登録」は、一部の自治体や病院が自主的に行って、地域がん登録全国協議会を運営しているだけで、全国的データを網羅しているわけではありません。がん登録制度がないと困ることは、例えば放射線で白血病やがんになったとしてもその人が死亡しなければ統計的にはわからない、ということです。最近では白血病などの治療法が進歩し、死亡する人が少なくなりました。がん登録をしないと、どのくらいの人が白血病になったのかわかりません。

本文第3章21項で紹介した英国におけるCT検査で小児白血病や脳腫瘍が増加するという事実は、がん登録がなされていなければわからなかったことです。日本でもがん登録の必要性は長いこと指摘されていました。それにもかかわらず、医療先進国を自負していながら、これまでがん罹患率の全国統計はありませんでした。

二〇一三年末に非常に唐突に、「がん登録法」**（注1）**が成立しました。マスメディアでもほとんど報道されず、パブリックコメントを募集したらしいのですが、特定秘密保護法や、エネルギー基本計画の陰に隠れて、注目されませんでした。がん登録法ができたこと自体は歓迎すべきことではあります。がんの予防を含めがん対策を行う上で重要なことはがんの罹患等の状況をできる限り正確に把握することだからです。この法律で、全国のがん登録データベースは、国立がん研究センターで管理されることが決められました。

しかしこの法律で気になるのは、誰のため、何のためのがん登録かという点です。個人情報の保護という名目で情報開示請求は認めないということになっていますし、情報の利用、提供の範囲がかなり制限されています。そして秘密漏示等の罰則が厳しく、業務から得た情報を漏らした場合は二年以下の懲役又は一〇〇万円以下の罰金に処するとなっています。この罰則はこれまで行われていた「地域がん登録における機密保持に関するガイドライン」（注2）と比較すると非常に厳罰主義です。それには「登録室職員の各メンバーに対して、がん登録室が保持する（中略）機密情報を、権限のない者にいかなるときにも開示しないし、また登録室の機密保持に関するガイドラインで許されている者以外のいかなる人にも開示しないという趣旨の誓約書に署名することを求めるべきである。雇用契約においては、この約束に違反すると解雇を含む懲戒措置を受けることになることを明確に示すべきである。」とあります。また、長年自主的にがん登録を行ってきた大阪府では「大阪府悪性新生物（がん）患者登録事業実施要領（注3）にただ「本事業に従事した者は、個々の患者及び医療機関について業務上知り得た秘密については、これを他に漏らしてはならない。」と規定しているだけです。

福島原発事故によってまき散らされた放射能によって、また原発事故現場で働く作業者から、これからどのくらいのがんその他の疾患が出るかわかりません。そのような情報は広く開示されるべきです。しかし、先の臨時国会で多くの反対を押し切って成立した特定秘密保護法の悪用によって秘密扱いになってしまえば、その公開は危ぶまれます。そもそもがん登録の目的はがん医療の質の向上及びがん予防の推進であり、個人情報の保護は患者個人の権利の保護のはずです。それなのにこの時期になぜ急にこのような厳罰を伴うがん登録法が成立したかを考えると不安が根拠なしとも言えない気がします。

これまで徐々に進行してきた個人の自由、人権を侵害する風潮は、二〇一三年七月の参院選の自民圧勝以来一挙に加速されてきています。放射線被ばくのリスクを過小評価することは、経済、社会、国家の利益を人の命に優先させることと同等です。

このような時代、私達市民に何ができるのか、はなはだ心許なく感じます。しかし、諦めずに自主的に物事を学び、判断力をつけて、政府が守らないならば、自らが自らの命を守っていかなければならないでしょう。そうすることが遂には社会を変えていく力になると信じています。

この本を最後まで読んでいただきありがとうございます。

注1　がん登録法案　http://cancer-reg.sakura.ne.jp/reference/

注2　「地域がん登録における機密保持に関するガイドライン」
http://www.jacr.info/publicication/guidelines/guidelines_200509.pdf

注3　大阪府悪性新生物（がん）患者登録事業実施要領
http://www.mc.pref.osaka.jp/ocr/registration/registration1-1-2.html

執筆者紹介

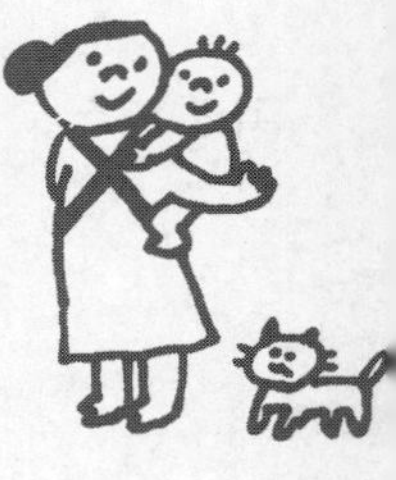

【寄稿】

◎山田真（やまだ　まこと）
一九六七年、東京大学医学部卒業。小児科医。八王子中央診療所理事長。「子どもたちを放射能から守る全国小児科医ネットワーク」代表。雑誌『ちいさい・おおきい・よわい・つよい』編集代表。著書に『育育児典』（共著・岩波書店）、『小児科医が診た放射能と子どもたち』（クレヨンハウス）、『子どもの健康診断を考える』（筑摩書房）などの著書がある。

【高木学校医療被ばく問題研究グループ】世界でも突出して多い日本の医療被ばくを低減する取り組みを行っている。医学・生物学の知見を学びながら、被ばく線量を記録する手帳や、医療被ばくの解説書の頒布、市民講座、出前講座などを行い、被ばくする側の市民の声を、医療界、業界、行政に届ける試みを行っている。

◎崎山比早子（さきやま　ひさこ）
千葉大医学部卒、医学博士、マサチューセッツ工科大学研究員、放射線医学総合研究所主任研究官を経て高木学校メンバー。東京電力福島原子力発電所事故調査委員会（国会事故調）委員。

◎**瀬川嘉之**（せがわ　よしゆき）
早稲田大理工学部物理学科卒、元科学技術館職員、NPO法人シューレ大学非常勤講師、高木学校メンバー。
◎**奥村晶子**（おくむら　あきこ）
薬剤師、東京薬科大卒、製薬会社研究開発部員を経て調剤薬局勤務、高木学校メンバー。
◎**山見拓**（やまみ　ひらく）
エネルギー管理士、放送大学教養学部卒、有限会社ひのでやエコライフ研究所研究員、高木学校メンバー（リサイクル・エネルギー班）。
◎**高木久仁子**（たかぎ　くにこ）
東京女子大文理学部卒、都立大学経済学部助手を経て、認定NPO法人高木仁三郎市民科学基金事務局長。

☆**高木学校とは**
核・原子力の開発利用を市民の立場から鋭く批判し、反原発運動に大きな影響を与えた核化学者、故高木仁三郎が「象牙の塔の外側で、市民と関心を共有し、その目の高さから市民と共に活動でき、しかもそれなりの専門性を有する科学者・活動家を育てたい」（高木仁三郎著『市民科学者として生きる』岩波新書一九九九年）と一九九八年に始めた学校。

市民版

医療被ばく記録手帳

●手帳をお持ちになる方へ●

放射線に被ばくすると何年、何十年後かに
がんや心疾患などにかかる危険性が増えます。
それは線量に比例して増加し蓄積するので
「ある値以下だと安全」ということはありません。

●放射線による検査の前に確かめること●

❶ 今、放射線検査をする必要があるか。

❷ 同じ放射線検査を以前にしたかどうか。

❸ していれば、以前の検査結果を使えないか。

❹ 放射線を使わないもっと良い検査方法はないか。

❺ 放射線検査の中でもっと良い検査方法がないか。

検査を受けた場合、
医師あるいは技師に線量を記入してもらうか、
ご自分で記録します。

1 mSv《ミリシーベルト》とは?

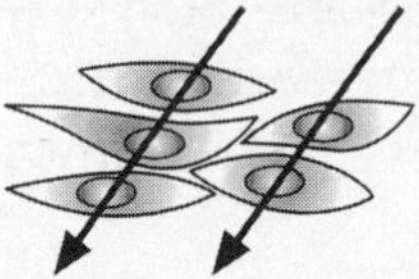

1 mSvのエックス線あるいはガンマ線をあびると、身体を構成する細胞の核に平均してそれぞれ1本の放射線が通ることになります。これにより、約30個の細胞に1個の割合で、身体の設計図であるDNAに発がんの原因となる二本鎖切断がおきます。その結果必ずがんになるとはいえませんが、その危険性が増加したことにはなります。

●医療被ばく記録手帳●
この手帳をより良くするためのご意見・お問い合せ先
高木学校
〒162-0065 東京都新宿区住吉町8-5曙橋コーポ2階B
FAX: 03-3357-3801
URL http://takasas.main.jp/
E-mail takasas@ja.main.jp

私の医療被ばく記録

名前　　　　　　　　　　　　年　月　日生れ

年 月 日	医療機関・科名	検査部位・方法	被ばく線量／累積線量

年 月 日	医療機関・科名	検査部位・方法	被ばく線量／累積線量

●被ばく線量および累積線量の単位はmGyまたはmSv
（エックス線、ガンマ線は1 mGy=1 mSv
1 Gy:1 ジュール／kgのエネルギー吸収）
●線量がわからない場合も使用装置と条件（管電圧・管電流・時間等）を医師か技師から聞いて記録します。

高木学校
〒一六二−〇〇六五　東京都新宿区住吉町八−五曙橋コーポ二階B
電話　〇三−三三五三−二九二八
FAX　〇三−三三五七−三八〇一
http://takasas.main.jp/
E-mail takasas@ja.main.jp

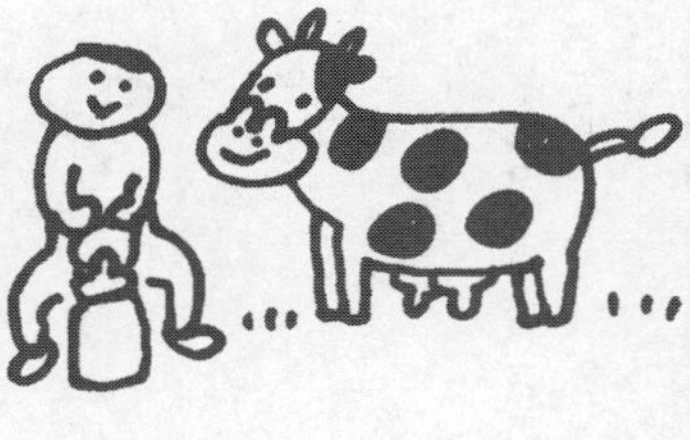

本書は、二〇〇八年七月に高木学校＝発行、七つ森書館＝発売で刊行された『増補新版　受ける？受けない？エックス線　CT検査――医療被ばくのリスク』に大幅に加筆したものです。

生き地獄天国 雨宮処凛

プレカリアート問題のルポで脚光をあびる著者自伝。自殺未遂、愛国パンクバンド時代。イラク行。現在までの書き下ろしを追加。（鈴木邦男）

生きさせろ！ 雨宮処凛

若者の貧困問題を訴えた記念碑的ノンフィクション。湯浅誠、松本哉、入江公康、杉田俊介らに取材。JCJ賞受賞。最終章を加筆。（姜尚中）

京都、オトナの修学旅行 赤瀬川原平 山下裕二

子ども時代の修学旅行では京都の面白さは分からない！　襖絵も仏像もお寺の造作もオトナだからこそ味わえるのだ。（みうらじゅん）

身近な野菜のなるほど観察録 稲垣栄洋 三上修・画

「身近な雑草の愉快な生きかた」の姉妹編。なじみの多い野菜たちの個性あふれる思いがけない生命の物語を、美しいペン画イラストとともに。（小池昌代）

地名の謎 今尾恵介

地名を見ればその町が背負ってきた歴史や地形が一目瞭然！　全国の面白い地名、風変わりな地名、そこから垣間見える地方の事情を読み解く。（泉麻人）

地図の遊び方 今尾恵介

たった一枚の地図でも文化や政治や歴史などさまざまな事情が見えてくる。身近にある地図で、あなたも新たな発見ができるかも?!（渡邊十絲子）

地図を探偵する 今尾恵介

二万五千分の一の地形図を友として旧街道や廃線跡、飛び地を探偵さながら訪ね歩く。地図をこよなく愛する著者による地図の愉しみ方。（内山郁夫）

日本の地名おもしろ探訪記 今尾恵介

地図を愛する著者による、珍しい地名、難読地名の見聞録。自分の足で歩いて初めてわかる真実がある。地図・写真多数。（宮田珠己）

脱貧困の経済学 飯田泰之 雨宮処凛

格差と貧困が広がり閉塞感と無力感に覆われている日本。だが、経済学の発想を使えばまだ打つ手はある。追加対談も収録して、貧困問題を論じ尽くす。

自分でできるツボ療法入門 鵜沼宏樹

ペットボトルにお湯を入れたものやブラシなど身近な物でできるツボ療法。肩こり等筋肉の悩み、胃痛等内臓の症状、美容や心にも効く。帯文＝帯津良一

整体的生活術　三枝誠

人間の気の回路は身体の内側にのみあるわけではない。健康に生きるため何と関わって生きるかを選ぶことの必要性を説く。巻末寄稿＝甲野善紀

大和なでしこ整体読本　三枝誠

体が変われば、心も変わる。「野口整体」「養神館合気道」などをベースに多くの身体を観てきた著者が、簡単に行える効果抜群の健康法を解説。

体は何でも知っている　三枝龍生

カリスマ整体師が教える、健康で幸せに生きるための「身心取扱説明書」。性の快感力を高め、創造的な人生を送るための知恵がここにある！

間取りの手帖 remix　佐藤和歌子

世の中にこんな奇妙な部屋が存在するとは！　間取りと一言コメント。文庫化に当たり、間取りとコラムを追加し著者自身が再編集。（南伸坊）

愛と情熱の日本酒　山同敦子

うまい酒の裏にドラマあり。いまやその名が世界に轟く名蔵元の、造り手たちを丹念に取材したルポ。著者厳選、最新おすすめ百十四銘柄リスト付き！

酔客万来　酒とつまみ編集部編

中島らも、井崎脩五郎、蝶野正洋、みうらじゅん、高田渡という酒飲み個性派5人各々に、『酒とつまみ』編集部が面白話を聞きまくる。抱腹絶倒トーク。

鉄道地図 残念な歴史　所澤秀樹

赤字路線が生き残り、必要な路線が廃線になるのは、なぜ？　路線図には葛藤、苦悩、迷走、謀略が詰まっている。矛盾に満ちたその歴史を暴く。

今夜も赤ちょうちん　鈴木琢磨

居酒屋には、不平不満も笑いも悲哀も包み込んでくれる空間がある。人気の居酒屋探訪コラムから厳選された名店を収録。今夜はどこに寄っていこうか。

原子力戦争　田原総一朗

福島原発の事故はすでに起こっていた？　原子力船「むつ」の放射線漏れを背景に、巨大利権が優先される構造を鋭く衝いた迫真のドキュメント・ノベル！

味覚日乗　辰巳芳子

春夏秋冬、季節ごとの恵み香り立つ料理歳時記。日々のあたりまえの食事を、自らの手で生み出す喜びと呼吸を、名文章で綴る。（藤田千恵子）

味覚旬月　辰巳芳子
料理研究家の母・辰巳浜子から受け継いだ教えと生命への深い洞察に基づいた「食」への提言を続ける著者がつづる、料理随筆。（藤田千恵子）

諸国空想料理店　高山なおみ
注目の料理人の第一エッセイ集。世界各地で出会った料理をもとに空想力を発揮して作ったレシピ。よしもとばなな氏も絶賛。（南椌椌）

きもの草子　田中優子
インド更紗、沖縄の紅型などから、アジアから日本への文化の流れをも語る。着物、布地のカラー写真、着こなしについてのコラムも収録。（挾本佳代）

らくらくお灸入門　高橋國夫
あったかくて気持ちがいい。セルフお灸の基本から、経絡（体のルート）別ツボまで。女性やお年寄りや子供にも優しい。内臓に美容にストレスに効果的。

くいしんぼう　高橋みどり
高望みはしない。ゆでた野菜を盛るくらい。でもごはんはちゃんと炊く。料理する、食べる、それを繰り返す、読んでおいしい生活の基本。（高山なおみ）

辻調が教える
おいしさの公式（全4巻）　辻調理師専門学校編
いつものメニューが大変身！　家庭料理の腕を上げるプロの技満載。定番料理、本格料理、和洋中デザートすべて揃った便利なシリーズ。

死の文化を豊かに　徳永進
ホスピス「野の花診療所」に暮らす患者とその家族の証言をもとに、死を独自の視点からしなやかに見つめた臨床医のエッセイ。（別役実）

きれいになる気功　鳥飼美和子／津村喬　監修
気功入門に最適。美容によいグルーミング（マッサージ）、肩こりに効く香功、腰痛によい脊柱動功等。文庫化にあたり一分間瞑想術を追加。（津村喬）

アフガニスタンの
診療所から　中村哲
戦争、宗教対立、難民。アフガニスタン、パキスタンでハンセン病治療、農村医療に力を尽くす医師と支援団体の活動。（阿部謹也）

整体入門　野口晴哉
日本の東洋医学を代表する著者による初心者向け野口整体のポイント。体の偏りを正す基本の「活元運動」から目的別の運動まで。（伊藤桂一）

風邪の効用　野口晴哉

風邪は自然の健康法である。風邪をうまく経過すれば体の偏りを修復できる。風邪を通して人間の心と体を見つめた、著者代表作。（伊藤桂一）

体癖　野口晴哉

整体の基礎的な体の見方、「体癖」とは？ 人間の体をその構造や感受性の方向によって、12種類に分ける。それぞれの個性を活かす方法とは？（加藤尚宏）

東洋医学セルフケア３６５日　長谷川淨潤

風邪、肩凝り、腹痛など体の不調を自分でケアできる方法満載。整体、ヨガ、自然療法等に基づく呼吸法、運動等で心身が変わる。索引付。必携！

自然治癒力を高める快療法　橋本俊彦　橋本雅子

「快療法」は、「操体法」や温熱療法で、心身を気持ちよい方に動かしバランスをとる健康法。それと美味で健康的な料理で免疫力アップ。（瓜生良介）

野口体操 マッサージから始める　羽鳥操

「野口体操」は戦後、野口三千三が創始した身体の技法で、ゆらゆらと体の力を抜く独創的なもの。マッサージを元にした入門書。対談＝坂本龍一

洋酒うんちく百科　福西英三

日本洋酒界の泰斗が、ウイスキーからカクテル、ビールまでありとあらゆるお酒のうんちくを縦横無尽に語り尽す。読むほどにうまい、お酒の本。

ハッとする！ 折り紙入門　布施知子

たかが紙一枚から動物や花が立ち現われた時、ハッと脳が活性化される。どこでも楽しめる。簡単な鶴の変形、動物、箸袋やのし袋まで。帯文＝松尾貴史

野菜の効用　槇佐知子

ゴボウは糖尿病や視力回復に良い、足腰の弱い人はゴボウと鶏肉の煮込みを。普段食べている野菜を上手に使って健康な体を！（永井良樹）

温泉力　松田忠徳

本物の温泉が持つ魅力を「温泉力」と名づけ、その魅力をあますところなく紹介する。温泉教授が選ぶ最新版温泉リスト120が好評！

身体感覚を磨く12カ月　松田恵美子

冬は蒸しタオルで首を温め、梅雨時は息を吐き切る練習をする。ヨーガや整体の技を取り入れたセルフケアで元気になる。鴻上尚史氏推薦。

ちくま文庫

レントゲン、CT検査《けんさ》　医療被《いりょうひ》ばくのリスク

二〇一四年四月十日　第一刷発行

編著者　高木学校
発行者　熊沢敏之
発行所　株式会社　筑摩書房
東京都台東区蔵前二—五—三　〒一一一—八七五五
振替〇〇一六〇—八—四一二三
装幀者　安野光雅
印刷所　明和印刷株式会社
製本所　株式会社積信堂

乱丁・落丁本の場合は、左記宛にご送付下さい。
送料小社負担でお取り替えいたします。
ご注文・お問い合わせも左記へお願いします。
筑摩書房サービスセンター
埼玉県さいたま市北区櫛引町二—六〇四　〒三三一—八五〇七
電話番号　〇四八—六五一—〇〇五三

ISBN978-4-480-43149-3 C0147